実践講座 20

ものの見方
リラックスからはじめる視力改善

The Art of Seeing　Aldous Huxley

オルダス・ハクスリー〔著〕
片桐ユズル〔監訳〕
村上敬子・田中千佐子〔訳〕

BNP
ビイング・ネット・プレス

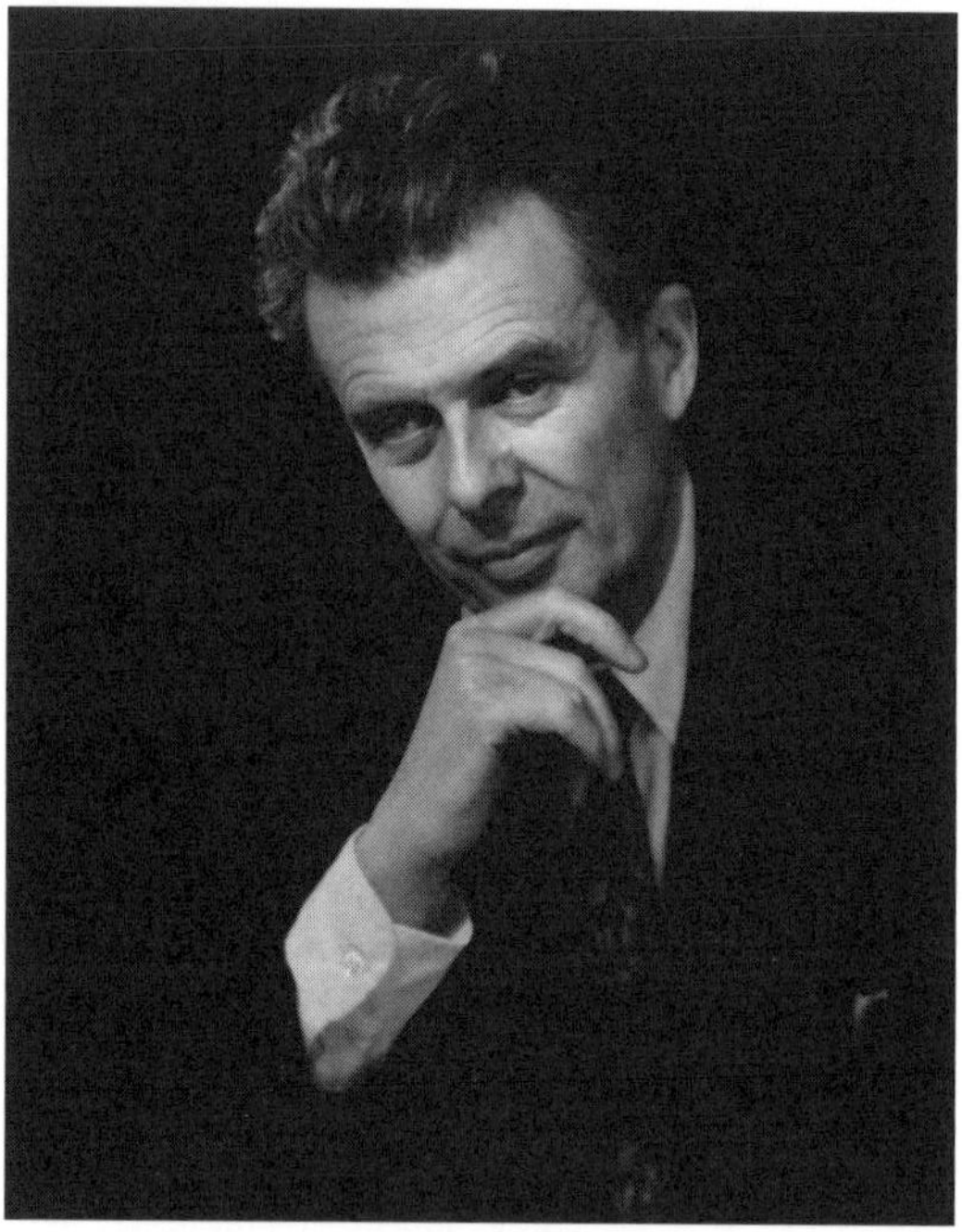

©adoc-photos　コレクション/Corbis Premium Historical

オルダス・ハクスリー（1894-1963）　Aldous Huxley

イギリスの作家。父は雑誌の編集長で作家、祖父は生物学者、兄のジュリアンは生物学者で1946年から1948年までユネスコ事務局長。弟のアンドリューはノーベル生理学・医学賞を受賞。その一族は、著名な学者を多数輩出した名門。1911年16歳の時に角膜炎を患い、18ヵ月の間ほぼ失明状態となる。1913年にオックスフォード大学に入学、英文学と言語学を学ぶ。1916年卒業。D・H・ロレンスと親交を結ぶ。1932年小説『すばらしい新世界』を発表。管理された市民が生きる未来社会を風刺した。1942年『ものの見方―リラックスからはじめる視力改善』（原題 The Art of Seeing）で、ベイツメソッドによる視力改善体験を心理学や哲学の知見に関連付けて執筆。1945年、古今東西の神秘思想家の心に残る章句を集めた『永遠の哲学』を上梓。1954年に『知覚の扉』を出版。幻覚剤によるサイケデリック体験を描く。60年代の意識革命の発端とされる。1962年、ユートピアを描いた小説『島』（1980年、片桐ユズル訳）を発表。

目　次◉ものの見方　リラックスからはじめる視力改善

【凡例】

・本文中の（　）内はハクスリー自身の注、［　］内は訳者の注である。
・脚注はすべて訳者の注である。

ものの見方　リラックスからはじめる視力改善

The Art of Seeing

The Art of Seeing

まえがき

16歳のとき、私は点状角膜炎[1]の激しい発作に見舞われました。18ヶ月間は、ほぼ失明状態で、点字で読書をし、歩行はガイドに頼らなければなりませんでした。その後も、片方の眼は光を感知できるだけで、もう片方の眼の視力は、3メートル先のスネレンチャート[2]の200-foot［1番上］の文字を見つけられるぐらいでした。私の眼が見えないのは、主に角膜の混濁によるものでしたが、遠視と乱視によって状態が複雑になっていました。最初の数年間は、医師の勧めで強力な拡大鏡を使って読書をしていましたが、その後はメガネを使うようになりました。メガネのおかげで、3メートル先の70-footの行［チャートの3行目］を認識でき、読書もそれなりにできるよう

1　点状角膜炎：角膜（虹彩と瞳孔の前にある透明な層）の表面にある一部の細胞が死滅して起こる病気。症状は、眼の痛み、涙目、明るい光に過敏、充血、かすみ目など。

2　スネレンチャート：欧米で使用されている分数表示によるアルファベットの視力表。分子はチャートからの距離を示し、分子20のチャートは20フィート（6メートル）離れて使用する。1行目が見えると20/200(=0.1)、すなわち日本の小数表示では視力0・1に相当する。日本の1・0に相当するのは20/20である。

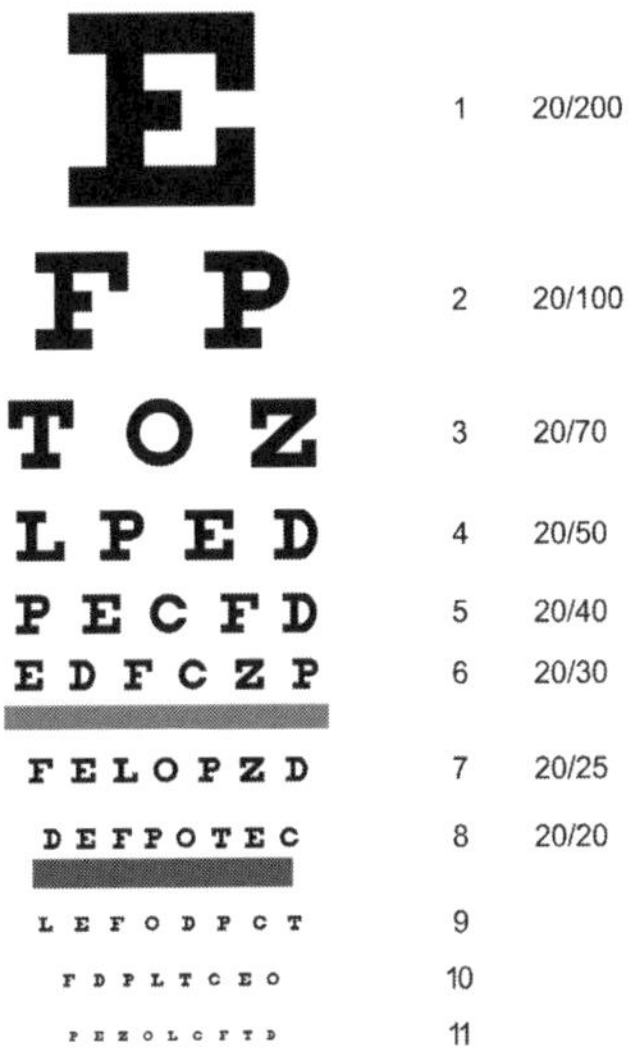

スネレンチャート

になりました。しかし、良い方の眼の瞳孔を常にアトロピン[3]で拡張していたので、角膜の中心にある混濁が特にはげしい部分がいつも見えてしまっていました。まさに眼以外まったく原因の考えられない身体と精神のひどい疲労感に襲われることもありました。それでも、眼が可能な限りよく見えることに感謝していました。

このような状況が1939年[4]まで続きましたが、メガネの度数をとても強くしたにもかかわらず、読書がますます困難になり、疲弊していくのがわかりました。疑いもなく、私の視力は確実かつ急速に衰えていったのです。もし読書ができなくなったら、いったいどうしたらいいのだろうかと不安に思っていた矢先、偶然にも視覚再教育の方法と、この方法を使って際

3　アトロピン：点眼液。眼科の治療、検査時に、瞳孔を広げる目的で現在も使用されている。劇薬指定。
4　オルダス・ハクスリー（1894～1963）が45歳の頃。

立った成功を収めているという先生の話を耳にしました。教育というと無害に聞こえたし、メガネはもはや役に立たなくなってきたので、思い切ってやってみることにしました。

数ヶ月後には、メガネなしで読書ができるようになり、さらによいことに、緊張や疲労もなくなったのです。慢性的な緊張感やときおり起こる極度の疲労感も過去のものとなりました。さらに、25年以上も前から変わらなかった角膜の混濁が、透き通る兆しが見え始めました。現在、私の視力は、正常には程遠いものの、メガネをかけていた頃や「ものの見方」を学ぶ前と比べ、約2倍もよくなっています。そして、混濁がきれいになったおかげで、何年もの間、暗闇と光を区別することしかできなかった悪い方の眼も、チャートの30センチ前に立てば、下の行も認識できます。

私がこの小さな本を書いたのは、第一には視覚教育の先駆者である故W・H・ベイツ博士[5]と、弟子のマーガレット・D・コーベット夫人（Margaret D. Corbett）への感謝の意を表すためです。彼女の教師としての技術のおかげで、私の視力は改善しました。

視覚教育に関する本は他にも何冊も出版されていますが、特に、ベイツ博士の『メガネなしの完全な視力』（*Perfect Sight Without Glasses* ニューヨーク、１９２０年）、コーベット夫人の『眼の

5　W・H・ベイツ：William Haratio Bates（1860-1931）アメリカ生まれの眼科医。眼の外眼筋の緊張は視力調整に大きく影響を与えるとの考えから、緊張を取る視力回復法「ベイツメソッド」を開発。

改善方法』(*How to Improve Your Eyes* ロサンゼルス、1938年)、C・S・プライスの『自然な方法による視力の改善』(*The Improvement of Sight by Natural Methods* ロンドン、1934年)などがあります。どの本にも、それぞれ長所がありますが、これらの中に(少なくとも私が読んだ中では)私がこの本でやろうとしたことへの試みはありません。私がやろうとしているのは、視覚教育の方法を、現代の心理学や批判哲学の知見に関連付けることです。関連を作る目的は、ある方法論の本質的な合理性を示すことです。それは、普遍的に真実として受け入れられているある特定の理論的な原理を、視覚の問題に実践的に適用すること以上でも以下でもありません。

なぜ正統派の眼科医がこのような普遍的に受け入れられている原則の適用に失敗してきたのかと問われるかもしれません。その答えは明らかです。眼科学が科学になって以来、その専門家たちは、見ることの全体的で複雑なプロセスの1つの側面、すなわち生理的なものだけに執着してきました。彼らは、眼だけに注目し、眼を使って心が見るのだということには、まったく注目していませんでした。

私は、その専門家の中でも最も高名な人たちに治療を受けてきましたが、視覚には精神的な側面があることや、眼と心の使い方には正しい方法と同様に間違った方法があって、自然で正常なモードと同様に不自然で異常な視覚機能のモードがあるかもしれないということを、彼らがかすかにでもほのめかすことは1度もありませんでした。彼らは、私の眼の急性感染症を見事にチェックした後、人工レンズを処方し、私を解放しました。私の心とメガネをかけた眼の使い方が良いのか悪いのか、間違った使い方をした場合に視力にどのような影響があるのかは、彼らにとっても、他の正統派の眼科医にとっても、まったくどうでもいいことでした。

これに対して、ベイツ博士にとっては、これらのことはどうでもいいことではありませんでした。ベイツ博士は長年の実験と臨床を通して、独自の視覚教育方法を考案しました。この方法が本質的に健全なものであったことは、その効果が証明しています。

私自身の事例が、けっして特別のものではないのです。他にも何千人もの視覚障害に苦しむ人々が、ベイツ博士とその後継者たちのおかげで、「ものの見方」のシンプルなルールの恩恵にあずかっています。この技術をより広く知られるようにすることが、この本の最終目的です。

第Ⅰ部

The Art of Seeing

The Art of Seeing

第1章　医学と視覚障害

「医者は治療し、自然は癒す（medicus curat, natura sanat）」この古い格言は、医学の範囲と目的を要約しています。それは、病める有機体が自らの自己調整力と回復力を発揮するために、最も好ましい内部的・外部的条件を提供することです。もし自然治癒力がなければ、自然の癒す力がなければ、医学は無力であり、あらゆる小さな不調は完全に死に至るか、慢性疾患に落ち着くことになるでしょう。

条件が整っていれば、病める有機体は本来もっている自己治癒力によって回復します。回復しないということは、絶望的であるか、状況がよくないかのどちらかです。言い換えれば、適用されている医学的治療が、適切な治療を達成できていないということです。

視覚障害の一般的な治療法

これらの一般的な原則に照らし合わせて、視覚障害に対する現在の医学的治療を考えてみましょう。多くの場合、唯一の治療法は、患者に人工レンズをあてがうことです。それは、障害の原因とされる特定の屈折異常を矯正するように設計されています。*Medicus curat*（医者は治療します）。ほとんどの場合、患者はすぐに視力が改善されることで報われます。しかしその改善において、「自然」と、それの治癒のプロセスはどうでしょうか？ メガネで視力低下の原因は解消されますか？ 人工レンズで治療した結果、見る器官は正常な機能に戻る傾向があるのでしょうか？ この質問の答えは、「いいえ」です。人工レンズは症状を相殺してくれますが、視力低下の原因を取り除くものではありません。そして、改善されるどころか、人工レンズを装着した目は徐々に弱くなり、症状の改善のために、もっと強いレンズが必要になる傾向があります。一言でいえば、「**医者は治療し、自然は癒す**」です。このことから、次の2つの結論のどちらかが導き出されます。1つは、見る器官の障害は不治の病なので、症状の機械的な相殺による緩和しかできないということ。もう1つは、そうでなければ、現在の治療法は、何かが根本的に間違っているということです。

従来の意見では、最初の悲観的な方の案を受け入れていて、障害のある視覚器官に効果のある唯一の治療法は、機械的な症状の緩和だと主張しています。(ここでは、手術や投薬で治療されるような急性の眼の病気のすべてのケースを考慮に入れていません。現在、レンズにより治療されている、一般的な視力低下に限定しています。)

症状の治癒か緩和か?

もしも従来の意見が正しいとすれば、すなわち、視覚器官には自己治癒能力がなく、その障害は機械的な装置でしか緩和できないとすれば、眼は、体の他の部分とはまったく異なる種類のものということになります。他のすべての器官は、好ましい条件が与えられれば、その欠陥から解放される傾向があります。眼はそうではありません。眼が弱っている症状が出ているとき、正統派的な理論によれば、その症状の原因を取り除くために真剣に努力するのは、ばかげたことです。そして、治癒という自然の正常な仕事を助ける方法を発見しようとすることさえ、時間の無駄ということになります。仮説によると、障害のある眼は、実質的に不治の病で、自然治癒力はありません。眼科学が唯一できるのは、純粋に機械的な手段を提供して、症状を相殺することです。この奇妙な理論に唯一制限を加えたのは、見ることの外部環境を調べる仕事をしてきた人たちでした。

例えばここでは、ゼネラル・エレクトリック社の照明研究所の所長であるマシュー・ラッキーシュ博士[1]（Matthew Luckiesh）の著書『見ることと人間の福祉』（*Seeing and Human Welfare*）から、いくつかの関連する発言を引用します。メガネ（ラッキーシュ博士は「貴重な松葉杖」と呼んでいます）は、「遺伝、年齢、誤用の影響を打ち消すものであり、原因を扱うものではありません。」「不自由な眼を、不自由な脚に置き換えて考えてみましょう。混雑した通りでは、心が引き裂かれるようなパレードを目撃することでしょう！　ほとんどの人が、脚を引きずって通り過ぎていきます。多くの人が、松葉杖や車椅子を使っています。このような眼の障害のうち、見るときの環境の悪さ、すなわち見ることへの無関心が原因のものは、どれぐらいあるでしょうか。統計はありませんが、見ることとその必要条件についての知識が示しているのは、それらのほとんどが予防可能で、残りのほとんどは、適切な条件によって改善または阻止できるということです。」そして再び、「誤用によって起こった屈折異常や眼の他の異常も、必ずしも永久的なものではありません。病気になったとき、私たちが私たちの仕事をすれば、自然は回復に向けて役割を果たしてくれます。少なくともある程度は、眼は様々な回復力をもっています。見る条件を改善して眼の誤用を減らすことは常に有用であり、この方法で大きな改善が得られたという記録は、たくさんあります。実

1　マシュー・ラッキーシュ：Matthew Luckiesh　物理学者。光と視覚に関する研究をした。

際、誤用を正さなければ、障害は一般に徐々に悪化していきます。」

これらの言葉は、現在主流になっている純粋な対症療法の代わりに、視覚障害の新しい真の病因学的治療法を説明してくれるのではないかという希望を、与えてくれます。しかし、この希望は十分には満たされていません。ラッキーシュ博士は続けます。「照明の悪さは、眼精疲労の最も重要で普遍的な原因であり、しばしば進行性の欠陥や障害につながります。」彼の本は全体を通して、このテーマを詳しく説明しています。そのことに限ってみるかぎり、これは立派な本であることを、急いで付け加えておきます。視覚障害に悩む人々にとって、よい照明は確かにとても重要です。「よい照明」の意味を、フートキャンドル[2]のような標準的で測定可能な実体の観点から、科学的に説明してくれたラッキーシュ博士には、感謝するしかありません。唯一の不満は、フートキャンドルだけでは十分ではないことです。

有機体の他の部分を治療する際には、医者は単に機能の外部条件を改善するだけでは満足しません。体の外側の物理的な環境に働きかけるのと同様に、内部の状態も改善させようと、病気の臓器の生理学的環境にも直接働きかけようとします。したがって、脚が不自由になったときには、医師は患者を松葉杖に無期限に頼らせることはしません。また、事故を避けるための規則を定めることが、不自由な脚の状態に対処するための十分な治療だとは考えません。そうではなく、松

2　フートキャンドル：footcandle　照度の単位。1フートキャンドルは、約10・76ルクス。

葉杖の使用を単なる緩和の一時的な手段とみなし、外面的な状態に注意を払いながら、具合の悪い部分の内部的な状態を改善し、自然治癒力が働くのを助けるように最善を尽くすのです。休息、マッサージ、熱と光を利用するようないくつかの方法は、患者の心に訴えることはありませんが、影響を受けた器官を直接狙っていて、リラックス、血液循環の増加、可動性の維持を目的としています。

他の手段は教育的なものであり、患者の側では、心と体の協調が必要とされます。このように心理的要因に訴えることで、驚くべき結果がしばしば得られます。優れた訓練者は、適切な技術を使い、事故の被害者や麻痺の患者を訓練して、失われた機能を徐々に回復させます。そして、機能の回復を通して、障害のある器官の健康と完全な状態を再確立させるのです。脚の不自由な人にこのようなことができるならば、なぜ、障害のある眼にも同様のことができないのでしょうか。この疑問に対して、正統派の理論は何の答えも提示していません。眼の障害は不治の病であり、精神と特に親密な関係があるにもかかわらず、心身協調のどんなプロセスによっても、正常な状態に向けて再教育できないことが当然だと受け止めているだけです。

正統派の理論は、一見して、あまりにもありえないことであり、本質的に真実ではなさそうなのに、これほど一般的に疑いなく受け入れられていることには、驚きしかありません。それにもかかわらず、習慣と権威の力によって、私たちは皆、それを受け入れています。現在のところ、個人的な理由でそれが真実ではないことを知っている人だけが拒否しています。私自身もその1

人です。

たいへん幸運なことに、私は個人的な経験から次のことを発見する機会を与えられました。眼には自然治癒力が欠けているわけではないこと、症状の緩和だけが視覚障害の治療ではないこと、心身の適切な協調によって見え方の機能を正常な状態に再び訓練できること、そして最終的には、機能の改善には損傷した器官の状態の改善が伴うことです。この個人的な経験は、私の観察によれば、視覚教育の同じプロセスによって他の多くの人々にも確認されています。したがって、現在の正統派の理論と、その理論により生じた絶望的で悲観的な現実の結果を受け入れることは、私にはもはや不可能なのです。

第2章　視覚再教育の方法

今世紀の初め、ニューヨークの眼科医であったW・H・ベイツ博士は、眼についての通常の対症療法に不満を抱くようになりました。彼は人工レンズに代わるものを探し求め、視覚障害を正常な状態にする再教育の方法を見出そうとしました。

多くの患者を診てきた結果、視覚障害の大部分は機能的なものであり、誤った眼の使い方の習慣が原因だという結論に達しました。これらの使い方の誤った習慣は、緊張の状態に常に関係していることがわかったのです。人間という有機体の統一性から予想されるように、緊張は体と心の両方に影響を与えています。

ベイツ博士は、適切な技術によって、この緊張状態が緩和されることを発見しました。それが解消されると、つまり患者が眼と心をリラックスした状態で使うことを学ぶと、視力は改善され、屈折異常は自然に治る傾向にありました。教育的な方法での訓練は、視覚障害の原因である悪いクセの代わりに、ものの見方のよい習慣を身につけるのに役立ち、多くの場合、機能は完全に永久に正常化されていきました。

さて，機能が改善されることにより、細胞組織の有機的状態も常に改善されます。これは、確立された生理学的原理です。ベイツ博士が発見したことは、眼の場合も、この一般的ルールの例外ではないということです。患者が緊張をリラックスさせることを学び、適切な見方の習慣を身につけると、自然治癒力が発揮され、多くの場合、機能の改善に続いて、病気の眼の健康と有機的な統合性が完全に回復したのです。

ベイツ博士は1931年に亡くなりましたが、亡くなるまで、視覚機能の改善方法の仕上げと開発を続けました。さらに、ベイツ博士の晩年と死後には、世界中の様々な場所で後継者たちにより、彼が主張した一般的な原理を新たに応用した多くの貴重な方法が考案されました。これらの技術によって、あらゆる種類の視覚障害に悩まされている多くの男性、女性、子供たちの再教育が成功して、正常な状態になったり、あるいは正常に向かっていきました。これらの症例を研究したことのある人、あるいは自分自身が視覚再教育を受けたことのある人にとっては、疑いもなく、不完全な視力を治療するための単なる対症療法ではなく、真の病因論的な方法がここにあります。それは、障害を機械的に相殺するだけではなく、その生理的・心理的原因を取り除くことを目的とした方法です。しかし、長い間知られてきたにもかかわらず、また、有能な指導者がその方法を採用した結果の質と量にもかかわらず、ベイツ博士の技術はいまだに、医学や検眼の専門家に認められていません。先に進む前に、この嘆かわしい状況の主な理由を列挙し、議論することは、価値があると思います。

正統派の非難の理由

まず第1に、このメソッドが認知されておらず、正統派の範囲外であるという事実があるために、社会の底辺において他人の苦しみを利用しようと躍起になっている、せこい山師やペテン師たちを、誘い込んでしまっています。ベイツ博士のメソッドの十分な訓練を受けた良心的な教師が、世界各地に何百人も散らばっています。しかし残念ながら、その名前を知っているだけでシステムをほとんどわかっていない、無知で悪徳ないんちき者もたくさんいます。この事実は嘆かわしいことですが、驚くにはあたりません。

視覚障害の現在の対症療法によって救済を得られない人の数はかなり多く、ベイツメソッドはこのような症例に効果があると、高い評価を得ています。さらに、この技術は正統派ではないため、その教師たちには、法的な能力の基準は課せられていません。大規模な潜在顧客、絶望的な助けの必要性、そして知識・性格・能力が問われないこと！　これらは、いんちきの実践に理想的な条件です。たちの悪い人たちが、このように提供された機会を利用しているからといって、なにか不思議なことがあるでしょうか?

しかし、一部の正統ではない施術者がいんちきであるからといって、すべての人がいんちきにちがいないということには、論理的になりません。繰り返しますが、論理的にそうはならないのですが、しかし悲しいかな、ほとんどの専門家集団の歴史がはっきり示しているように、正統派の意見は、このような考えに従うことを常に望んでいます。このことが、この場合において、それに反するすべての証拠にもかかわらず、ベイツメソッド全体が単なるいんちきであるという不当な仮説が広く受け入れられてしまう理由の1つです。

いんちきに対する矯正策は、本質的に正当であるこの方法を抑圧することではなく、その教師を適切に教育し管理することです。適切な教育と管理は、メガネ技師の間で認可されたいんちきの矯正においても同じです。それについては、『リーダーズ・ダイジェスト』(1937年)や『ニューヨーク・ワールド・テレグラム』(1942年)の記事に掲載され、非難されてきました。

この方法が受け入れられない第2の理由は、習慣、権威、プロ意識の3つの言葉に集約されます。視覚障害の対症療法は、長い間、高い完成度でおこなわれてきており、その限界の範囲内では、かなり成功しています。症状を適切に緩和することすらできない場合があるとしたら、それは誰のせいでもなく、自然な状況によるものです。何年もの間、医学の最高の権威者たちは皆、このように主張してきました。認められた権威にあえて疑問を呈する人がいるでしょうか。もちろん、その権力者が所属する職業団体のメンバーにはいません。すべての組合や業界には、独自の団結心や個人的な忠誠心があり、それによって、内部からのすべての反抗や、外部からのすべての競争や批判を不快に思うのです。

次に、既得権益の問題があります。光学ガラスの製造は、現在では相当な規模の産業であり、その小売販売は、特別な技術訓練を受けた人だけが参入できる、高収益の商業分野です。このような資格をもつ人の中に、光学ガラスの使用を不要にする恐れのある新しい技術を、強く嫌う人がいるのは当然です。(仮にベイツ博士の技術の価値が一般的に認められたとしても、光学ガラスの消費がすぐに、あるいは大幅に減少する可能性は低いと、私は指摘しておきます。視覚の再教育は、生徒にとって、ある程度の思考と時間と手間を要します。しかし、強い願望や緊急の必要性といった動機がない限り、圧倒的多数の男性と女性は、思考と時間と手間をかける覚悟はありません。見るための機械的な補助具の助けを借りて、多かれ少なかれ満足にやっていける人のほとんどは、単に症状を緩和するだけでなく、実際に視覚障害の原因を取り除くことが可能な訓練システムがあることを知ったとしても、補助具を使い続けるでしょう。「ものの見方」が通常の教育の一環として子供たちに教えられない限り、新しい技術が公式に認められたからといって、人工レンズの商売は、わずかな損失以上に損害を被ることはなさそうです。人間の怠惰と惰性は、メガネ屋に現在のビジネスの少なくとも10分の9を保証するでしょう。)

この問題における正統派の態度のもうひとつの理由は、完全に経験主義的な性質のものです。眼科医や検眼士は、ベイツ氏とその後継者のいう自己調節と治癒の現象を目撃したことがないと断言しています。したがって、そのような現象は決して起こらないと結論付けているのです。この3段論法では、前提は正しいのですが、結論は妥当ではありません。眼科医や検眼士が、ベイツ氏とその後継者が述べている現象を観察したことがないというのは、まったくその通りです。しかしこれは、リラックスした緊張のない方法で視覚器官を使うことを学んだ患者を、彼らが扱ったことがないためです。視覚器官を精神的、身体的に緊張した状態で使っている限り、自然治癒力は現れません。そして、視覚障害は持続するか、実際に悪化します。ベイツ氏の視覚教育法によって患者の眼の緊張が和らぎ始めれば、すぐに眼科医や検眼士はベイツ氏が述べた現象を観測できるでしょう。正統派の医師の下では、その現象は起きないからといって、これらの条件が変わったときにも、それらが起こらないことにはなりません。有機体の治癒力はもはや妨げられず、自由に働くようになります。

ベイツ式技法を否定する経験主義的な理由に、もうひとつ、付け加えなければいけません。今度は、理論の領域における理由です。眼科医としての訓練の過程で、ベイツ博士は、近くと遠くを見るための眼の調節力について、現在受け入れられている仮説の真実性を疑うようになりました。この問題は長い間激しい議論の対象となっていましたが、最終的には数世代前に、正統派の医学的見解がヘルムホルツの仮説を支持することになりました。それは、眼の遠近調節力を水晶体についている毛様体筋の動きによるとするものです。視力障害者の症例を扱ううちに、ベイツ博士は、ヘルムホルツ理論では説明できない多くの事実を観察しました。動物と人間を対象とした数多くの実験の後、彼は、遠近調節の主な要因は水晶体ではなく眼球の外側の筋肉であり、近くや遠くの物体に対する眼の焦点合わせは、眼球全体を長くしたり短くしたりすることで達成されるという結論に達しました。彼の実験を記した論文は、当時、様々な医学雑誌に掲載され、彼の著書『メガネなしの完全な視力』の冒頭の章にも要約されています。

ベイツ博士がヘルムホルツ理論を否定したことが正しかったとしても間違っていたとしても、私にはそれについて言う資格はありません。これらの証言を読んだ私の推測では、外眼筋と水晶体の両方が、遠近の調節で役割を果たしているのではないかと思います。

この推測は正しいかもしれないし、間違っているかもしれませんが、私はあまり気にしていません。私が関心をもっているのは遠近調節の解剖学的メカニズムではなく、「ものの見方」です。「ものの見方」は、特定の生理学的仮説に左右されるものではありません。正統派の人々は、ベイツの調節に関する理論が真実ではないと信じ、その視覚教育の技術は健全でないに違いないと結論づけています。繰り返しになりますが、これは方法の本質、すなわち心身的能力を理解していないために、不当な結論となっています。

芸術の本質

「ものの見方」を含め、あらゆる心身的能力は、独自の法則に支配されています。これらの法則は、ピアノを弾いたり、歌ったり、綱渡りをしたりと、あることを達成したいと思う人々によって経験的に確立されています。人々は、長い練習の結果、この特定の目的のために自分の心身的な有機体を使用する、最善で最も効率的な方法を発見してきました。このような人々は、生理学について非常に奇想天外な考えをもっているかもしれませんが、心身的機能の彼らの理論と実践が、その目的にあっていれば、これは何の影響もありません。もし、心身的能力が生理学の正しい知識に依存して発達するのだとしたら、誰も芸術を学ぶことはないでしょう。例えば、バッハは筋肉活動の生理学について、考えたことはないと思われます。もし考えていたとしても、不正確だったにちがいありません。だからといって、彼が筋肉を使って比類なき器用さでオルガンを弾くことが妨げられたわけではありません。繰り返しになりますが、どんな芸術も、それ自体の法則にのみ従うものです。その法則とは、その芸術に関連した特定の活動に適用される、効果的な心身的機能の法則なのです。

「ものの見方」は、話す、歩く、手を使うなどの他の基本的で初歩的な心身的能力と似たものです。

通常、これらの基本的な能力は、主に無意識的な自己教育のプロセスによって、早期乳児期や幼少期に獲得されます。適切な見方の習慣が形成されるには、数年かかるようです。しかし、精神的で生理学的な視覚器官を正しく使う習慣が一度形成されると、自動的に行われるようになります。それは、話すために喉や舌や口蓋を使う習慣や、歩くために脚を使う習慣とまったく同じようなものです。しかし、正しく話したり歩いたりする自動的な習慣を壊すためには、とても深刻な心や身体の衝撃が必要であるのに対して、視覚器官の正しい使い方の習慣は、比較的ささいな混乱によって失われることがあります。正しい使い方の習慣が、正しくない使い方の習慣に取って代わられます。すると、視力が損なわれ、ときには機能不全が、眼の病気や慢性的な器質的欠陥の一因となることがあります。たまに、自然治癒の効果が現れ、正しい昔の見方が、ほぼ瞬時に回復されることがあります。しかし、大多数の人は、幼児の頃に無意識に学ぶことができた技術を、意識的に再獲得しなければなりません。再教育のこのプロセスの技法は、ベイツ博士とその後継者たちによっておこなわれてきました。

あらゆる芸術の実践の根底にある基本的な原則

これが正しい技術であることを、どのようにして確信できるでしょうか?　プリンの味は食べてみなければ分かりません（論より証拠）。そして、システムの最初の最も説得力のあるテストは、それがうまく働くことです。さらに、訓練の本質は、うまく働くことの期待にあります。ベイツメソッドは、これまでに心身的能力を教えるために考案された、すべての成功したシステムの根底にあるものと、正確に同じ原理に基づいています。曲芸でもヴァイオリンでも、心の祈りやゴルフ、演技、歌、ダンスでも、どんな芸術を学びたいと思ったとしても、すべての優れた先生がいつも言っていることがあります。リラックスと活動を同時におこなうことを学びなさい、やるべきことを緊張せずにやることを学びなさい、一生懸命に、しかし決して緊張せずに、やりなさい。

リラックスと活動を同時におこなうというのは、逆説的だと思うかもしれませんが、実際にはそうではありません。リラックスには、受動的と動的の2種類があるからです。受動的なリラックスは、完全な休息の状態で、意識的に「手放す」[3]プロセスによって、達成されます。疲労の解毒剤として、また、過度の筋緊張とそれに常に伴う心理的な緊張を一時的に和らげる方法として、受動的なリラックスは優れています。しかし、物事の性質上、それだけでは決して十分ではありません。私たちは一生を休息して過ごすことはできないので、常に受動的にリラックスすることはできません。しかし、動的リラックスという名前にふさわしいものもあります。動的なリ

3　手放す：letting go　何かをやろうとして湧き上がってくる執着、衝動、感情や、体の緊張をいったん脇に置くこと。

ラックスは、正常で自然な機能に結びついた体と心の状態です。

基本的または初歩的な心身的能力と私が呼んでいるものの中には、関係する器官の正常で自然な機能が失われることもありますが、失われたとしても、その後、適切な技術を学べば誰でも意識的に再獲得することができます。それが再獲得されると、機能障害に結びついた緊張は消え、関係する器官は動的なリラックスの状態で働きます。

機能不全と緊張が現れやすいのは、意識的な「私」が、うまくやろうとしすぎたり、間違えることを必要以上に心配して、本能的に獲得した適切な使い方の習慣を妨げる場合です。どんな心身的能力を構築するときにも、意識的な「私」が、指示（ただし、あまりにも多くの指示ではなく）を与える必要があります。また、適切な機能の習慣の形成を監督する（ただし、大騒ぎせずに、控えめな、自己否定的な方法で）必要があります。祈りの達人は霊的なレベルで、「「私」が多ければ多いほど、神は少ない」という偉大な真実を発見しました。このことは、様々な芸術や技術の達人によって、生理学的なレベルで何度も再発見されています。「私」が多ければ多いほど、有機体の正しく正常な機能の「自然」は少なくなります。抵抗力を低下させたり、病気に備えて体を準備したりすることに対して、意識的な「私」が何らかの役割を果たしていることは、長い間、医学でも認識されてきました。あまりにも多くのことに悩んだり、おびえたり、長い間激しく心配したり悲しんだりしていると、意識的な「私」は体を不健康な状態にしてしまうことがあります。

例えば、胃潰瘍や、結核、冠状動脈疾患、そしてあらゆる種類の深刻な機能障害を多数発症する状態になってしまうこともあります。子供の虫歯についても、意識的な「私」が経験した感情的な緊張と、しばしば関連していることが示されています。視覚のような心理的生活に密接に関係する機能が、意識的な「私」による緊張の影響を受けないままでいられるとは、考えられません。そして実際、苦しい感情の状態によって見る力が大幅に低下することは、普通に経験していることです。視覚教育の技法を実践していくうちに、苦しい感情が存在しないときでも、意識的な「私」が、見ることのプロセスをいかに邪魔しているかがわかるようになってきます。そして、その邪魔の仕方は、例えばテニスや歌のプロセスの邪魔をするのとまったく同じで、目指す目的の達成を気に掛けすぎることによるのです。しかし見ることにおいて、他のすべての心身的能力と同様、うまくやろうとする不安な努力は、それ自身の目的を破ってしまいます。なぜなら、この不安は心理的で生理的な緊張を生み、そして緊張は、目的達成のための適切な手段、すなわち正常で自然な機能とは相容れないものだからです。

第3章　感知＋選択＋知覚＝見ること

ベイツ博士と後継者たちが採用した技法の詳細な説明をおこなう前に、見ることのプロセスの議論に数ページを割くことを提案します。このような議論が、これらの技法の根本的な理由に光を当てるのに役立つことを願っています。

見るときには、私たちの心は、眼と神経系の道具を通して、外の世界の出来事になじんでいきます。見る過程で、心と眼と神経系が密接に結びつき、1つの全体を形成します。この全体の中の1つの要素に影響を与えるものは、他の要素にも影響を与えます。実際にやってみると、直接働きかけられるのは、眼と心だけだとわかります。それらをつなぐ神経系には、間接的にしか影響を与えられません。

眼の構造と仕組みについては、これまで詳細に研究されてきており、眼科学や生理学的光学の教科書にもよい記述があります。ここでは、それらを要約しようとは思いません。私の関心は解剖学的な構造や生理学的な仕組みにあるわけではなく、見ることのプロセス、つまり、外界の視覚的な知識を私たちの心に提供するために、これらの構造や仕組みが使われるプロセスにあるからです。

この後の段落では、C・D・ブロード博士[4]の『心と自然の中のその場所』（*The Mind and Its Place in Nature*）の用語を使います。この本は、分析の繊細さと網羅性、解説の明快さにより、現代の哲学作品の傑作の1つに数えられるものです。

見ることのプロセスは、3つの補助的なプロセスに分けられます。それは、感知のプロセス、選択のプロセス、知覚のプロセスです。

感知されるものは、視野内の感覚与件《センサ》[5]の集合です。（視覚の感覚与件《センサ》とは、いわば、見ることの原料を形作る、色のついた1つの断片です。そして視野は、このような色のついた断片の総体で、ある瞬間に感知されるものです。）

感知の後には、選択のプロセスが続き、視野の一部が識別されて、残りの部分と区別されます。このプロセスには、生理学的な根拠があります。それは、眼が最も鮮明な画像を記録するのは、網膜の中心点である黄斑部で、その中には、**中心窩**という鋭い視覚の小さな点があるという事実

4　C・D・ブロード：C. D. Broad（1887–1971）英国の認識論者、哲学史家、科学哲学者。
5　感覚与件：sensa（センサ）sense-data（センスデータ）と同義。視覚、触覚などの感覚を通じて意識に表われるもの。バートランド・ラッセルやC・D・ブロードらによる知覚哲学上の概念。

です。もちろん、選択には心理学的な根拠もあります。どんなときにも、視野の中には、他のどの部分よりもはっきりと識別したいと思うものがあるのが一般的です。

　最後のプロセスは知覚です。このプロセスは、感知して選択した感覚与件《センサ》を、外界に存在する物理的な対象物の現れとして認識します。物理的な対象物は1次データとして与えられていないことを覚えておくことは重要です。与えられるのは感覚与件《センサ》の集まりだけです。そして感覚与件《センサ》とは、ブロード博士の言葉で言えば「非照合的」なものです。言い換えれば、感覚与件《センサ》とは、外部の物理的な対象物を照合しない、単なる色のついた断片です。外部の物理的な対象物は、私たちが感覚与件《センサ》を識別的に選択し、それを使って知覚したときにだけ、姿を現します。感覚与件《センサ》を外の物理的な対象物の現れとして解釈するのは、私たちの心なのです。

　乳児の行動をみれば十分に発達した知覚をもたずに世界に入ってくることは明らかです。生まれたばかりの子どもは、漠然として不明瞭な感覚与件《センサ》の塊を感じることから始めますが、物理的な対象物として選択することさえできず、まして知覚はできません。特定の目的のために、最大の関心と意味をもつ感覚与件《センサ》を識別することを、少しずつ学んでいきます。そして、これらの選択された感覚与件《センサ》を使って、適切な解釈のプロセスを経て、徐々に外部の対象物を知覚するようになります。

　外部の物理的な対象物から感覚与件《センサ》を解釈するこの能力は、おそらく先天的なものです。しかし、それを適切に発揮するためには、蓄積された経験の貯蔵と、その貯蔵を保持できる記憶が必要になります。物理的な対象物による感覚与件《センサ》の解釈は、過去に同じような感覚与件（センサ）を同じような方法で解釈し、成功した経験があって初めて、すばやく自動的におこなわれるのです。

大人の場合、感知、選択、知覚の3つのプロセスは、あらゆる意図と目的のために同時におこなわれます。私たちは、対象物を見るというプロセス全体だけに気づき、見ることに至るまでの付随的なプロセスには気づいていません。解釈している心の活動を抑制することによって、新生児の眼に提示されるように、生の感覚与件《センサ》のヒントを捕らえることはできます。しかし、このようなヒントは、よくても不完全で短時間だけです。

大人の場合、物理的な対象物を知覚することなく純粋な感覚の経験を完全に取り戻すことができるのは、ほとんどの場合ある種の異常な状態にあるときで、心の上層部が薬や病気によって動かなくなっている場合だけです。そのような経験は、それらが起こっている間は内省することはできませんが、心が正常な状態を回復したときに、しばしば思い出されます。これらの記憶を呼び起こすことによって、私たちは、外的世界の物理的な対象物を見るという最終段階に達する、感知、選択、知覚のプロセスの実際の描写を、自分自身に提供することができます。

1つの実例

ここでは実例にもとづいて、歯医者の椅子で投与された麻酔から覚めて私が「現れ出てくる」過程の経験を話します。

意識の戻りは、まったく意味をもたない純粋な視覚感覚から始まりました。私が覚えている限りでは、これらは、日常の経験でおなじみの3次元世界の「あちら側」に存在する物体ではありませんでした。それは単に色のついた断片で、自分自身の中に存在し、外界とも自分自身とも無関係なものでした。自分についての知識はまだまったくなく、この無意味で実感のない感覚印象は、**私のもの**ではなく、ただ**ある**だけだったのです。

このような意識は1〜2分ほど続きました。それから、麻酔の効果がさらに少し薄れてくるにつれて、注目すべき変化が起きたのです。色のついた断片は、もはや単に色のついた断片として感知されるのではなく、外部の3次元世界の「あちら側」にある特定の物体、特に私が寄りかかっている椅子に面した窓から見える家の外観と関連づけられるようになりました。注意は視野を横切って移動し、視野の中の連続した部分を選択し、その選択した部分を物理的な物体として知覚していました。曖昧で無意味なものから始まった感覚与件《センサ》は、見慣れたカテゴリーの見慣れた確かな物の世界にある明確な物体の兆候へと発展したのです。

このように認識され分類されて、これらの知覚（「私」はまだその場に現れていないので「私の」知覚とは呼びません）は、すぐにはっきりとしてきて、感覚与件《センサ》が意味をもたない間は気づかなかったあらゆる種類の詳細が、今や知覚され評価されるようになったのです。今や認識されようとしているものは、もはや単なる色のついた断片の集まりではなく、（記憶されているから）既知の世界の側面の集まりでした。

誰に知られて、記憶されているのでしょうか？　しばらくの間、答えのきざしはありませんでした。しかし、しばらくしてから気づかないうちに、経験の対象である私自身が現れました。そして、この出現とともに視覚がさらにはっきりしたことを覚えています。最初は生の感覚与件《センサ》だったものが、解釈によって既知の多様な物体として現れ、さらなる変化を経て、自己や、記憶、習慣、願望の組織化されたパターンと意識的に関連した物体となったのです。

知覚された対象物は、自己と関係をもつようになるともっとよく見えるようになりました。対象物との関係をもった自己は、外部の現実のより多くの側面に関心をもっていたからです。それまでの自己は、色のついた断片を感知してきた単なる生理的な存在だったり、少し発達したあともまだ自意識がなく、これらの感覚与件《センサ》を見慣れた世界の「あちら側に」現れた見慣れた物体として知覚するだけの存在だったのでした。

今や「私」が戻ってきました。「私」はたまたま建築の細部とその歴史に興味をもっていたので、窓から見えたものを、すぐに新しいカテゴリーとして考えられました。つまり、単なる家ではなく、特定のスタイルと時代の家であり、当時の私の不十分な眼でも探せば見えるような際立った特徴をもっていました。これらの際立った特徴が今や知覚されるようになったのは、私の眼が急によくなったからではなく、単に私の心の状態が、再びそれらを探し、その重要性を心に留めるようになったからです。

この経験について長く話してきたのは、それが驚くべきことや奇妙なことだからではなく、単に「ものの見方」のすべての学習者が常に心に留めておかなければならない特定の事実を説明しているからです。これらの事実は次のように説明できるでしょう。

感知は知覚と同じではありません。

眼と神経系が感知し、心が知覚します。

知覚する能力は、個人の蓄積された経験、言い換えれば記憶に関係しています。

はっきりとした視覚は、正確な感知と正しい知覚の産物です。

知覚力の向上は、感知力と、感知と知覚の産物である見る力の向上を伴います。

知覚は記憶によって決まる

知覚の能力が高まると個人の感知や視覚の能力が向上する傾向があるという事実は、これまでに述べたような異常な状況下だけではなく、日常生活の普通の活動の中でも実証されています。経験豊富な顕微鏡使用者は、スライド上の特定の詳細を見ることができますが、新人にはそれは見えません。森の中を歩いているとき、訓練を受けた自然観察者には難なく見える多くのものが、都市の住人には見えません。海では、船乗りは遠くにあるものを発見しますが、陸上生活者にとっては、そこには何もありません。このような事例は、永久に続きます。

このような全ての場合において、感知や見え方の改善は、過去の同様の状況の記憶によって知覚の能力を高めた結果です。視覚障害の正統派の治療では、見るプロセス全体の中の1要素、すなわち、感覚器官の生理学的な仕組みだけに注意が払われます。知覚と、知覚が依存する記憶能力は、完全に無視されています。なぜなのか、どのような理論的な正当化がなされているのかは、神のみぞ知るところです。視覚のプロセス全体の中で心が果たすとされている膨大な役割を考えれば、視覚障害の適切で真の病因論的治療では、感知だけでなく、知覚のプロセスと、知覚になくてはならない記憶のプロセスについても考慮に入れなければならないことは明らかです。

ベイツ博士の視覚障害者の再教育法において、見ることのプロセス全体における精神的要素は無視されていません。これは、とても重要な事実です。それどころか、彼の最も価値ある技法の多くは、特に知覚の改善と、知覚に必要な条件である記憶の改善に向けられています。

第4章　身体と精神の機能の変動

有機体全体、または有機体の一部のはたらき方について、最も特徴的な事実は、それが一定ではなく、大きく変動するということです。私たちは、調子がよいときもあれば、悪いときもあります。消化がよいときも、悪いときもあります。ときには最も困難な状況にも、穏やかに落ち着いて立ち向かうことができますが、ときには、ちょっとした災難が私たちを過敏な神経質にします。このような機能の不均一性は、私たちが自意識の高い生きた有機体で、変化する状況に絶えず適応しようとしていることへの報いです。

視覚器官の機能（感知する眼、伝達する神経系、選択し知覚する心）は、全体としての有機体や、有機体の他の部分の機能と同じぐらいに変化しやすいものです。眼に障害がなく、眼の使い方の習慣がよい人は、いわば、視覚の安全性に大きな余裕があります。視覚器官の機能が悪いときでさえも、ほとんどの実用的な目的では十分に見えます。そのため、眼の悪い人と比べて視覚機能の変化を敏感に意識しません。悪い見方のクセや眼の障害をもつ人は、安全性の余裕がほとんどないため、視力の少しの低下でも、顕著でしばしば悲惨な結果をもたらします。

眼はいろいろな病気によって悪くなりえます。病気には、眼だけに影響を与えるものもあれば、眼の障害が、例えば腎臓、膵臓、扁桃腺など、体の他の部分の病気の症状であることもあります。いろいろなの他の病気や、軽度の慢性疾患の多くの状態では、眼の器質的な障害は起こしませんが、正常な機能を阻害します。それはたいていの場合、身体や精神の活力が全般的に低下しているためと思われます。

よくない食事や不適切な姿勢も、視力に影響を与えることがあります。視力低下の他の原因は、厳密に心理的なものです。悲しみ、不安、いら立ち、恐怖、そして実際にはあらゆる否定的な感情が、機能不全の一時的な状態を、また慢性的な場合には永続的な状態を引き起こす可能性があります。

日常的な経験に基づくこれらの事実を考えると、視力の質が低下したときに普通の人がとる行動は、根本的にばかげているとわかります。自分の身体と心の全般的な状態を完全に無視して、急いで近くのメガネ店に行き、そこでメガネの調整をしてもらいます。メガネの調整をしてくれるのはたいていの場合初めて会う人で、そのため顧客に関して、身体的な有機体としても、人間個人としても、何の知識ももち合わせていません。正しく見えない原因が、身体的または心理的な混乱によって引き起こされた一時的な機能不全のためである可能性があるかどうかに関係なく、顧客は人工レンズを手に入れます。それに「慣らされている」間は、短い、ときには長い、多かれ少なかれ急性の不快感の期間があり、その後、一般的に視力の改善がみられます。しかしながら、この改善には代償が伴います。ラッキーシュ博士が「貴重な松葉杖」と呼ぶものを、手放すことはできなくなるでしょう。それどころか、その影響で見る力が徐々に衰えていくにつれて、松葉杖を強くしていかなければならないでしょう。これは、物事がうまくいっているときの話です。しかし、うまくいかない少数派の事例も常にあり、その場合の予後は全面的に気のめいるものです。

子供の場合、感情的なショックや心配事、緊張などで、視覚機能はとても簡単に阻害されます。しかし、このような苦しい心理状態を取り除いて視覚機能の正しい習慣を回復させるための対策をとるかわりに、見えにくさを訴えた子供の親は、すぐに急いでその子を連れていき、その症状を人工レンズで緩和させようとします。男の子に靴下を買ってあげたり、女の子にエプロンを買ってあげたりするのと同じぐらい気軽に、親は子供にメガネをかけさせます。こうして子供は、機能障害の症状を相殺しているように見えて、原因を付け加えているだけの機械的な装置に、一生依存し続けることになるのです。

障害を起こしている眼でも正常な視覚のフラッシュをもてる

視覚再教育の初期段階で、人は非常に注目すべき発見をします。それは次のようなことです。障害をもつ視覚器官が、私が動的リラックスと呼んでいるものを、ある程度獲得するやいなや、ほぼ正常な、または完全に正常な視覚のフラッシュ[6]を経験します。このフラッシュは、数秒しか続かない場合もあれば、もう少し長い時間続く場合もあります。

ときには（これは稀なことですが）、不適切な使い方の昔の悪いクセが一度に永久に消えて、正常な機能に戻って、視力は完全に正常になります。しかし、大多数の場合には、フラッシュは、やってきたときと同じように突然消えてしまいます。不適切な使い方の古いクセが、再び出てきます。そして、眼と心が動的なリラックス状態（それだけで完全な視力が可能です）に戻るまでは、次のフラッシュはありません。

視力障害に長年悩まされてきた人にとって、最初のフラッシュは、嬉しい驚きのショックとともに起こり、泣き叫んだり、涙が止まらなくなることがよくあります。動的リラックスの技術を

6　フラッシュ：flush　瞬間的にはっきりと見える現象。

だんだん完全に身につけていくにつれて、不適切な使い方の習慣がよりよい習慣に置き換わりながら、視覚機能が改善されるにしたがって、よりよい視覚のフラッシュは、もっと頻繁になり、もっと長くなって、最後には、連続的な正常な視覚の状態に融合されます。このフラッシュを永続させることが、ベイツ博士と後継者たちによって開発された教育技法の狙いであり目的です。

改善された見え方のフラッシュは、そのための条件を満たすことを選択した人なら誰にでも実演できる、経験的事実です。普段はぼやけていたり、まったく見えないものが、フラッシュの間は非常にはっきりと見えるようになるという事実は、心と筋肉の緊張が一時的に軽減されると、機能が改善され、屈折異常が一時的に消えることを示しています。

変化する眼と変化しないメガネ

状況の変化に応じて、障害をもつ眼でさえも、不適切な使い方のクセによる変形の程度を変えることができます。よくなるにしろ悪くなるにしろ、この変化する能力は、人工レンズをかけることで、自動的に減少したり完全に阻害されたりします。その理由は簡単です。すべての人工レンズは、特定の屈折異常を修正するために設置されています。レンズが修正しようとする屈折異常を眼が正確に示していない限り、眼はレンズを通してはっきりと見ることができないことを意味します。メガネをかけた眼で自然な変動性を行使しようとしても、視力が常に悪くなるので、どんな試みもすぐに阻止されます。そして、これは眼が正常に向かっている場合にも言えることです。屈折異常がない眼は、すでになくなった異常を修正するためのレンズを通しては、はっきりとは見えないからです。

このように、メガネをかけていると、眼が硬くて変化しない構造的な固定状態に閉じ込められてしまうことがわかります。この点で人工レンズは、ラッキーシュ博士が例えた松葉杖ではなく、添え木や鉄の装具や石膏のギプスに似ています。

これに関連して、小児麻痺の治療における最近の革命的な進歩について、述べる価値があると思われます。これらの新しい技術は、オーストラリアの看護師、シスター・エリザベス・ケニー（Sister Elizabeth Kenny）によって開発され、オーストラリアと米国で使用されて成功しています。古い治療法では、麻痺した筋肉群は、添え木やギプスで固定されました。シスター・ケニーはこれらの道具は使いません。そのかわりに発症当初から、患部の筋肉のリラックスと再教育を目的とした様々な方法を使っています。ある筋肉は過剰に収縮した痙攣《けいれん》状態にあり、一方、（隣接する筋肉群の痙攣のために動くことができない）他の筋肉は、適切な機能の果たし方を急速に「忘れて」しまうのです。熱を加えるような生理学的治療は、口頭での指示と実演を通じて患者の意識に訴えかけることと、組み合わされています。その結果は注目に値するものです。新しい治療法では、回復率は麻痺の部位によって75～１００％です。

ケニーの方法とベイツ博士が開発した方法の間には、密接で重要な類似点があります。どちらも病気の器官を人工的に固定するのに反対しています。どちらもリラックスの重要性を主張しています。どちらも、障害のある機能が、適切な心と体の協調によって正常化に向け再教育され得ることを確認しています。そして最後に、どちらもうまくいきます。

第5章　視覚機能不全の原因——病気と感情の混乱——

前章では、視覚機能の障害について、第1に、眼そのものや体の他のところの病気によるもの、第2に、恐怖、怒り、心配、悲しみなどの否定的な感情に関連する心理的な乱れによるものについて述べました。このような場合には、機能障害の生理的・心理的な原因を取り除くことが、完全な機能回復の条件となることは言うまでもありません。しかし一方で、「ものの見方」の獲得と実践によって、かなりの改善がほとんど常に起こります。

一般的な生理学的原理として、身体のある部分の機能が改善されると常にその部分の器質的な改善が起こる傾向があります。眼そのものの病気の場合には、不適切な機能の古い習慣が、原因や素因となっていることが非常に多いのです。そのため、よりよい新たな習慣の獲得により、機能が損なわれた眼の器質的な状態が急速に改善されることはよくあります。眼の障害が体の他の部分にある病気の症状に過ぎない場合でも、適切な使い方の習慣を身につけることで、ほとんどの場合、眼の器質的な状態に一定の改善がもたらされます。

これは心理的障害でも同じです。機能不全を引き起こした否定的な感情の状態が続いている限り、完全な機能はほとんど期待できません。それにもかかわらず、「ものの見方」の一貫した練習は、望ましくない心理的状態が続いている間でも、機能を改善するために多くのことをおこなえます。そして「ものの見方」の練習なしでは、心を乱す状況が過ぎ去った後でさえ、心が乱されている間に身についた不適切な使い方の習慣を取り除くのは、とても難しいことです。

さらに、視覚機能の改善は、心の乱れた状態に都合よく反応することがあります。ほとんどの種類の不適切な機能は、神経の緊張をもたらします。（遠視の人、特に外斜視の傾向がある人の場合、神経の緊張はしばしば極端で、患者は極端に落ち着きがなくなり動揺した状態になることがあります。）このような神経の緊張は、憂慮すべき心理状態をさらに悪化させます。心の乱れの増大は、機能不全を増加させ、緊張を高めます。高まった緊張は、心を乱す状況をさらに悪化させます。このように悪循環になります。

しかし幸いなことに、好循環もあります。機能の改善は、機能不全に関連する緊張を緩和し、この緊張の緩和は全般的な状況に好意的に作用します。もちろん緊張の軽減は、心を乱す状態を取り除くことはないでしょう。しかし、それは視覚機能への影響において、その状態が徐々に耐えられるようになり、害が少なくなるのに役立つかもしれません。

これらすべての教訓は明らかです。不適切な視覚機能の全部または一部が、病気や乱れた感情の状態によって引き起こされていると信じるに足る理由がある場合は、これらの原因を取り除くために必要なすべての手順を実行してください。でもその間にも、「ものの見方」を学びましょう。

視覚機能不全の原因：退屈

よく見ることに対するもうひとつの一般的な障害は、退屈です。退屈は、視覚器官を含む全体的な身体的・精神的活力を低下させます。ジョセフ・E・バーマック（Joseph E. Barmack）の論文「精神的努力の生理学における退屈と他の要因」（ニューヨーク、1937年、Archives of Psychologyに掲載）の中から、現在の主題に関連する文章をいくつか選んでみましょう。

「退屈の報告は、痛み、うずき、眼精疲労、空腹のような注意散漫にさせる刺激の増加の報告を非常に頻繁に伴います。」

眼精疲労の増加は、見るための努力の増加につながります。そして、この増加した努力は、退屈しているにもかかわらず注意を固定しようとするさらなる努力と相まって、（次節で説明するような形で）視力の低下と眼精疲労の助長につながります。

精神状態が体の状態に及ぼす影響について、バーマック氏は次のように書いています。「退屈な場合には、状況は不愉快に思われます。なぜなら、動機付けが不適切なので、不適切な生理学的調整作用が起こってしまうからです。」

この逆もまた真であります。器質的欠陥や機能的欠陥（本例では視覚器官の欠陥）による不適切な生理学的調整は、与えられた課題をうまくおこなうのが難しいので、それをおこなおうとする個人の欲求を衰えさせ、動機付けに対して不利に反応します。このことは生理学的な適応不足を助長し、退屈が機能的欠陥を増やして、機能的欠陥は退屈を増やすという悪循環に陥ります。このプロセスは、視覚障害に苦しむ子どもたちにはっきりと表れています。遠視患者は読むことが心地よくないため、近くでの作業に退屈する傾向があり、そしてその退屈が遠視の機能障害を増大させます。同様に近視患者は、近距離を超えて顔がはっきりみえないところでゲームをしたり、人と付き合ったりするときに、不利な状況になります。その結果、スポーツや社会生活に退屈し、その退屈さが視覚障害に悪影響を及ぼします。視力の改善は意欲の質を変化させ、退屈を経験する領域を減少させます。退屈感が減少し意欲が向上すると、生理的な調整が改善され、視力の改善が促進されます。

もう1度、結論は明らかです。自分自身を退屈させたり、他人を退屈させたりすることは、できれば避けましょう。しかし、あなたが退屈させられたり、退屈したりしてどうしようもない場合には、自分の利益のために「ものの見方」を学んで、あなたの被害者のためにもそれを教えてください。

視覚機能不全の原因：誤った注意の向け方

前項で述べた、不適切な視覚機能によって作られた身体的、心理的要因の全ては、いわば見る過程の外にある要因です。今や、視覚プロセスの中にある機能不全のさらに大きな源、すなわち不適切に方向づけられた注意について、考慮しなければなりません。

注意は、見る過程全体における2つの精神的要素［選択と知覚］にとって不可欠な条件です。すなわち注意がなければ、一般的な感覚領域からの選択ができません。そして、選択された感覚与件《センサ》を物理的な物体の出現として知覚することもできないからです。

他のすべての心身の活動と同様に、注意を向ける正しい方法があり、間違った方法もあります。正しい方法で注意が向けられているとき、視覚機能は良好です。間違った方法で注意が向けられているときには、適切な機能が妨げられ、見る能力は落ちます。

注意力については、多くのことが書かれてきました。そして、注意の強さや距離、効果的な持続時間、身体的な相関関係の測定の観点から、多くの実験がおこなわれてきました。これらの一般的な考察と特定の事実のうち、現在の主題に関連しているのは少しだけなので、これらに限定することにします。

注意とは、本質的には識別の過程です。すなわち、ある特定のものや考えを、感覚野にある他のすべてのものや心の中の思考から区別し、分離する行為です。見ることの過程全体において、注意は選択と密接に結びついています。実際、選択そのものの活動とほとんど同一です。

注意の様々な種類と程度は、いくつかの異なる方法で分類できます。見ることに関していえば、最も重要な分類は、注意の行為すべてを、自動的注意と随意的注意の2つの主要なクラスに分けます。

自動的注意とは、高等動物と共有している種類の注意です。それは選択的な意識の強制的でない行為で、種の生存と繁殖を維持するための生物学的な必要性によって決定されたり、または、後天的な要件、言い換えれば、私たちの第2の天性としての習慣や、確立された思考や感情や行動のパターンによって決定されたりします。この種の注意は、それが移り変わる一時的なものであるときには何の努力も必要とせず、長く続いているときにも多くの努力は必要としません。（ネズミの穴のそばに横たわっている猫は明らかな例です。）

随意的注意は、いわば、自然な成長の過程で培われたものです。これは人間と、人間によって何らかの訓練を受けた動物だけにみられます。本質的に難しい仕事や、特にやりたくないのにやらなければならない仕事に結びついた注意です。代数を勉強している小さな男の子は随意的な注意を示します（彼が少しでも注意を示すとしたらの話です）。同じ男の子がゲームをしているときには、自動的な注意を示します。随意的な注意は常に努力と結びついていて、多かれ少なかれ急速に疲労を生み出す傾向があります。
　私たちは今、これらが「ものの見方」に影響を与える限り、注意の身体的な相関関係を考慮しなければなりません。最初の最も重要な事実は、感知、選択、知覚は、ある程度の身体の動きなしではおこなわれないということです。

　リボー（Ribot）は古典的な研究『注意の心理学』（*ThePsycology of Attention*）の中で、次のように書いています。「運動要素がなければ、知覚（この用語には知覚と同様に感知と選択を含んでいることは文脈から明らかです）は不可能です。もし眼が動かず対象物に固定されたままであれば、しばらくすると知覚はぼやけてきて、そして消えてしまいます。指先を押し付けずにテーブルの上におくと、数分後には接触が感じられなくなります。しかし、眼や指を動かすと、それがほんのわずかであっても、知覚を再び目覚めさせるでしょう。意識は変化を通してのみ可能です。そして、変化は動きを通してのみ可能です。この主題について長々と詳しく述べることは簡単です。その事実は明らかで、だれもが経験しているにもかかわらず、心理学では動きが果たす役割を無視してきました。その結果、動きが認知の基本的な条件で、相対性と変化という意識の基本法則の道具であることをついに忘れてしまいました。動きがないところには知覚はないという絶対的な説を保証するためには、今述べたことで十分です。」

動きと知覚のつながりについて、リボーがこの重要な真理を述べてから50年以上が経ちました。今では誰もが理論上はリボーが正しかったことに同意しています。しかし、正統派の眼科医たちは、視覚機能を向上させるために実際にこの原理をどのように応用できるかを見いだす努力をしてきませんでした。その作業はベイツ博士に任せられ、彼の体系では、見るための助けとしての動きの基本的な重要性が、継続的に強調されています。

一方、実験心理学者たちの研究はリボーの断定的結論を裏付け、ベイツ博士とその後継者たちが教えた実践や技術の多くに、理論的な正当性を与えてくれました。

すでに引用した論文の中で、J・E・バーマック博士は、「注意を自由に移動させることは、生命活動の重要な支柱です。おもしろくない仕事だけに注意が制限されていると、生命活動は衰える傾向にあります」と述べています。そして、可動性の重要さについては、アブラハム・ウルフ（Abraham Wolf）教授の「注意」についての項目（『ブリタニカ百科事典』の最終版に掲載）でも強調されています。「物体や思考への注意の集中は、普通の人々の間ではかなりの時間持続するかもしれません。しかし、一般的に物体や思考と呼ばれるものは、多くの部分や側面をもった非常に複雑なものであり、私たちの注意は本当は部分から部分へ、常に行ったり来たりしているのです。部分から部分への注意の移動の機会を与えないような本当に1つのものと呼べるかもしれないもの、例えば色のついた小さな断片、そのようなものへの私たちの注意は、催眠状態に陥る深刻な危険性や、それに似たような病的な状態なしでは、1秒以上保持することはできません。」

見ることが関与している場合、対象物の部分から部分へのこの連続的な注意の移動は、通常、身体的な感覚器官の対応する動きを伴っています。その理由は簡単です。最も鮮明な画像は、網膜の中心にある黄斑部、特に極めて小さな中心窩のところに記録されます。知覚するためには、心が物体の一部を次から次へと選択するので、最も鮮明な画像を記録している眼の部分で対象物の連続した各部分を順番に見られるように、心が眼を動かすことになります。（耳には中心窩に相当するものはありません。したがって、聴覚野での必要な注意の移動は、身体器官の対応する移動を含みません。聴覚感覚与件《センサ》の識別と選択は、心だけでおこなうことができ、対応する耳の動きを要求しません。）

効果的であるためには、注意が連続的に移動しなければならないこと、そして、中心窩があるので、眼を操作する心の方向づけと同じように、眼が連続的に移動しなければならないことを見てきました。しかし、正常な被験者では、注意は常に連続的な眼の動きと関連づけられていますが、それはまた、体の他の部分の動きの抑制にも関連づけられています。

体のすべての動きは、多かれ少なかれ漠然とした感覚を伴います。そして、何かに注意を払おうとしているとき、これらの感覚は注意を散漫にさせる刺激として作用します。このような注意散漫を取り除くため、私たちは体が動くのを防ぐためにできることをおこないます。注意を向けるという行為が、注意を向けている対象に対する手作業や他の活動を伴う場合には、私たちは、その作業に厳密に必要なもの以外のすべての動きを排除するように努力します。おこなうべき作業がない場合は、すべての動きを抑制し、体を完全に静止させておくようにします。

私たちはみな、コンサートでの聴衆のふるまいについてよく知っています。音楽が演奏されている間、人々はじっと座っています。最後の和音が鳴り止むと、拍手喝采とともに（または交響曲の楽章のあいだなら拍手なしで）、咳やくしゃみやそわそわの積極的な嵐が起こります。この爆発的な嵐の強さは、音楽への注意によって課せられた抑制の強さと完全性を示しています。

フランシス・ガルトン（Francis Galton）はかつて、退屈な講義を聞いている50人の聴衆の中で、観察できる身体の動きの数を数えてみました。平均値は1分間に45回、つまり聴衆1人につきおよそ1回、もじもじ動いていました。まれに講演者が、退屈から逸脱して活き活きとしたときには、もじもじする割合は50％以上低下しました。

無意識の活動の抑制は、意識的な動きの抑制と密接に関連しています。ここでは、アメリカ・カトリック大学が出版した『注意の測定』（*The Measurement of Attention*, 1928）の中から、R・フィリップ（R. Philip）の論文にまとめられた呼吸と心拍に関する調査結果の一部を紹介します。

「視覚的注意では、呼吸の振幅（深さ）は減少しますが、その速度はときどき速くなったり遅くなったりします。聴覚的注意では、速度は常に遅くなりますが、振幅への影響はいろいろあります。呼吸が制限されていると、特に注意の最初の瞬間に、心拍数が遅くなることがよくあります。この心拍数の低下は、注意の直接的な影響ではなく、呼吸が抑制されていることから説明されるべきです。」

眼の動きを継続的におこない、体の他の部分の動きを抑制する。これが、視覚的注意に関する規則です。そして、この規則が守られ、病気や心理的な障害がない限り、視覚機能は正常なままでしょう。体の他の部分では正しく適切である動きの抑制が、眼という場違いな場所にもち越されて、異常が起こります。私たちが主に無意識におこなっている眼の動きの抑制は、見たいというあまりにも貪欲な欲求によってもたらされます。

私たちは過剰な熱望の中で、体の他の部分を固定化するのと同じ方法で、無意識のうちに眼を固定化しています。その結果、知覚しようとしている感覚野のその部分を、私たちは凝視し始めるのです。しかし、凝視はいつも、その目的を打ち破ります。なぜなら、感覚装置を固定化した人は（それは密接に関連する注意を固定化する行為でもあります）、より多くのものを見るかわりに、見る力を自動的に低下させてしまうのです。これまで学んできたように見る力は、感知する眼と、その眼に結びついて注意したり、選択したり、知覚したりしている心の途切れることのない動きによって決まります。

さらに、凝視という行為は（正常な習慣的な動きを抑える努力の結果なので）、常に過剰で継続的な緊張を伴い、それによって精神的な緊張感が生じます。過度で継続的な緊張があるところでは、正常な機能は不可能となり、血液循環は低下し、組織は抵抗力や回復する力を失います。損なわれた機能の影響を克服するために、悪い見方の習慣の犠牲者は、さらに懸命に凝視し、その結果、緊張は増え、少ししか見えなくなります。このように、悪循環に陥ります。

不適切に方向付けられた注意が、眼と心の固定につながり、視覚の機能不全にとって最大で唯一の原因になると仮定するのには、十分な理由があります。私がそれを詳細に説明するところに来たとき、読者は次のことに気づくでしょう。ベイツ博士と後継者たちによって開発された技術の多くは、眼と心に可動性を回復させることを、特に狙っています。それは、実験心理学者もすべて同意しているように、正常な感覚や知覚には欠かせないものなのです。

第II部

The Art of Seeing

The Art of Seeing

第6章　リラックス

第Ⅱ部では、ベイツ博士と「ものの見方」の後継者たちによって開発された有益な方法「ベイツメソッド」のいくつかを、詳細に説明します。印刷された本は、有能な教師の個人指導に取って代わることはできません。また、短い本の中では、それぞれの視覚機能の問題に対して、どの方法をどのくらい行うべきかを正確に示すことはできません。一人一人がそれぞれ独自の問題を抱えています。適切な知識があれば、どんな人でも、それらの問題の解決策を発見することができます。しかし（特に難しいケースにおいては）、才能と経験をもった教師は、生徒が自分でおこなうよりもはるかに素早くその発見をおこない、その知識をはるかに効果的に応用することができるでしょう。このようなことはありますが、それでも印刷された本は役に立ちます。「ものの見方」には、機能不全のあらゆる性質や程度の人にとって有益な多くの方法が含まれています。これらの方法のほとんどは、とても簡単です。したがって、説明を読んだ人が誤解する危険性はほとんどありません。教科書は、有能な教師と同じぐらいよいものにはなれませんが、何もないよりよいのは確かです。

受動的なリラックス：パーミング

今まで見てきたように、リラックスには受動的と動的の２つの種類があります。「ものの見方」には、どちらかのリラックスを作り出す方法が含まれています。休息時の視覚器官の受動的なリラックスと、活動時の正常で自然な機能での動的なリラックスです。視覚器官に関しては、完全に受動的なリラックスをもたらすこともできますが、両方の種類のリラックスを組み合わせた混合状態の方が、役に立ちます。

（主に）受動的なリラックスの技法の中で最も重要なのは、ベイツ博士が「パーミング」と呼んだ手のひらで目を覆うプロセスです。

【パーミング】

- 座った状態で、テーブルの上に肘を置くか、膝の上に固く詰まったクッションを敷いて肘を置きます。

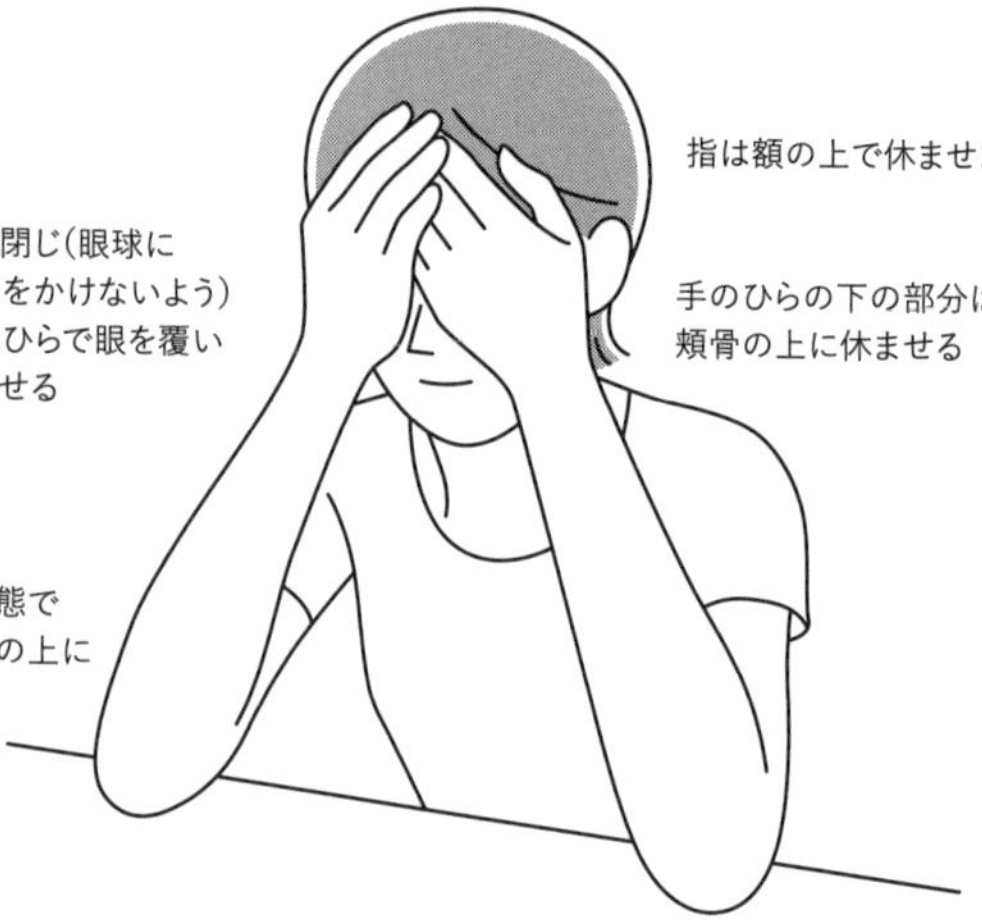
指は額の上で休ませまる
眼を閉じ(眼球に
圧力をかけないよう)
手のひらで眼を覆い
休ませる
手のひらの下の部分は
頬骨の上に休ませる
座った状態で
テーブルの上に
肘を置く

パーミング

•眼を閉じて、手のひらで眼を覆います。眼球に圧力をかけないようにしましょう。(眼球は決して圧迫したり、こすったり、マッサージしたり、その他で触れてはいけません。)

•手のひらの下の部分は頬骨の上に休ませ、指は額の上で休ませます。

•このように光を遮断した状態のまま、眼をしばらく休ませましょう。


パーミングでは、眼球には手を触れていないにもかかわらず、眼から光を完全に遮断することができます。眼を閉じてすべての光が手によって遮断されたとき、視覚器官がリラックスして、感覚野が一様に黒で満たされていることを発見します。視覚機能に問題がある場合には、こうなりません。これらの人々には黒ではなく、動く灰色の雲や、光を帯びた暗闇、色の斑点などが、無限の多様な組み合わせで見えるかもしれません。眼と心を受動的にリラックスさせると、動き、光、色のこれらの幻想は消えて、一様な黒さに置き換わる傾向があります。

ベイツ博士は、彼の著書『メガネなしの完全な視力』の中で、リラックスしようとしている人に、パーミングをしながら「黒を想像する」ことを、おすすめしています。この目的は、想像を通して、実際に黒を見ることができるようになることです。彼が書いた方法が、満足に効果を発揮する場合もあります。しかし、他の場合（おそらく視力に問題のある人の大部分の場合）には、黒を想像しようとする試みは、しばしば意識的な努力と緊張につながります。こうしてこの方法は、リラックスというそれ自身の目的を破ってしまうのです。

ベイツ博士は晩年、パーミングの手順を修正し、彼の後継者の中で最も成功した人も、同じことをしています。パーミングをしている人は、もはや黒さを想像するようには言われず、個人的な歴史の中から楽しいシーンや出来事を思い出して心を満たすように言われます。緊張の強さに応じて多かれ少なかれ時間が経つと、視野が一様に黒くなることがわかるでしょう。このようにして、黒を想像したときと同じ目標に到達しますが、努力や緊張を生じさせる危険性はありません。過去のエピソードを思い出すときには、「心の凝視」という状態を避ける注意が必要です。1つの記憶のイメージに固執しすぎると、それに伴って眼の固定や硬直が起こりやすくなります。（これは驚くべきことでも神秘的なことでもありません。実際、人間の有機体、または心と体の統一性を考慮すれば、これはまさに起こると思われる現象です。）心の凝視とそれに付随する眼の固定化を避けるために、パーミングの間はいつも、動いている物体を思い出すべきです。

例えば、子供の頃の風景を想像してみたいと思ったとすれば、記憶された風景の中を歩いている自分を想像し、自分が動くのにつれて構成している物の光景が変わっていくのに気づくはずです。同時に、その風景には、人や犬や車が行き交い、みんなが自分のことをしていて、さわやかな風が木々の葉を揺らし、雲が空を駆け抜けているかもしれません。このような空想の世界では、固定されているものや硬直しているものはなく、心の目が固定した凝視の状態になる危険性はありません。そして、心の目が拘束されることなく動くと、外向きの身体的な眼は同様の自由を楽しみます。私が説明してきた方法で記憶と想像を使うと、パーミングという1つの行為で、受動的と動的なリラックス、すなわち休息と自然な機能の両方の有益な特徴を組み合わせることができます。

このことが、どのような形式の完全に受動的なリラックスよりも、視覚器官にとってパーミングが優れていると私が考える主な理由の1つです。記憶と想像力の活動が完全に抑制されているときに、完全に受動的なリラックスをある程度おこなうと、まぶたと眼球自体が張りを失い柔らかくなります。この状態は眼の正常な状態とはかけ離れているため、視力の改善にはほとんど、あるいは何の役にも立ちません。それとは逆にパーミングは、注意と知覚の精神的な力を、楽に、自然な形で自由に変化させせながら働かせ、それと同時に眼を休ませます。

パーミングの有効性の他の主な理由は、身体的なものです。光を一時的に遮断することでリフレッシュし、手の温かさで心地よくなります。さらに、身体のすべての部分は、それぞれ特徴的な電位を帯びています。眼の上に手を置くことで、疲労した器官の電気的な状態を改善します。組織を再び活性化させ、間接的に心を落ち着かせることができるのです。

それはともかくパーミングの効果は注目に値します。疲労は急速に緩和されます。眼から手をはなすと、とにかく一時的には、視力はしばしば顕著に改善しています。

緊張しているときや視力が低下しているときには、いくらパーミングしてもしすぎるということはありません。パーミングの効果を経験した多くの人は、意図的に定期的なパーミング時間を確保しています。他の人は、毎日の何気ない機会や、疲れて必要に迫られたときにパーミングするのを好みます。どんなに忙しい生活の中にも、暇な時間はあります。この時間を使って眼と心をリラックスさせ、次の仕事のために視力を改善させるのは有意義なことでしょう。どのような場合にも忘れてはならない重要なことは、予防は治療よりも優れているということです。数分間のリラックスに専念することで、何時間もの疲労と視覚の効率の低下を免れることができます。F・M・アレクサンダー氏[1]の言葉によれば、私たちは皆、欲張りな「目的達成主義者」[2]になり

1　フレデリック・マサイアス・アレクサンダー：Frederick Matthias Alexander（1869-1955）オーストラリア出身の舞台俳優。心身の不必要な緊張に気づき、これをやめていくための学習法であるアレクサンダーテクニークの創始者。

2　目的達成主義者：end-gainers　望む結果ばかりを得ようとして、手段を考えず、直接的に目的に到達しようと突進する人。

がちで、「そこに至る手段」[3]には何の注意も払っていません。しかし、この件について少し考えてみれば、用いた手段の性質が、達成される目的の性質を常に決定することは、誰にでも明らかでしょう。眼とそれを制御する心の場合、緊張が緩和されていない状態での手段は、視力を低下させ、身体と心の全般的な疲労をもたらす結果となります。適切な種類のリラックスを合間にとると、「そこに至る手段」が改善され、その結果、もっと簡単に目的に到達できます。つまり、まずはよい視力が得られ、最終的にはよい視力を必要とする仕事を達成できます。

「まず神の国と神の義を求めなさい。そうすればすべてのものは与えられます」[4]。この格言は、それが霊性、倫理、政治の場面におけるのと同様に、精神生理学的スキルの場面においても深い真実です。自然が与えてくれたリラックスした視覚機能を最初に求めると、残りのものがついてきて、視力がよくなり、仕事の能力が向上することがわかるでしょう。反対に、欲張りで思慮のない目的達成主義者としてふるまうことに固執して、よりよい視力を（症状を中和する機械的装置を通して）直接的に狙い、効率性を（絶え間ない緊張と努力を通して）向上することを狙ったとしたら、結局は視力が悪化し、仕事の効率も悪くなります。

3　そこに至る手段：means-whereby　目的に到達するための適切な手段。アレクサンダーテクニークでは、意識的で間接的な手段を用いた過程の遂行が大事だと考えられている。

4　マタイによる福音書6章33節のことば。

状況によって、パーミングの姿勢をとるのが難しいときや、恥ずかしいときには、心の中でのパーミングによって、ある程度のリラックスが得られます。眼を閉じることで、手で覆われていると想像し、前の段落で提案したように、いくつかの楽しいシーンやエピソードを思い出します。意識的に眼を「解放する」こと、すなわち、緊張して疲れた組織の「ゆるみを思う」ことをしながらおこないます。心の中だけのパーミングは、心と体のパーミングほど有益ではありませんが、次善の策です。

第7章　まばたきと呼吸

この章と以降の章で説明する方法によってもたらされるリラックスの種類が、主に受動的なものなのか、主に動的なものなのかは、はっきりとは言えません。幸いなことに、この質問にどう答えるかは、実際には重要ではありません。重要なのは、すべての方法が緊張を和らげるために考案されていることです。これらは全て、リラックスの練習として、その目的のために特別に時間を設定して練習することができるし、練習すべきです。そして、正常な機能にもとづいた動的なリラックス状態を作り出し、維持するために、すべての方法は日常的な見ることに取り入れられるし、取り入れるべきなのです。まばたきについての簡単な説明と、「ものの見方」における重要性から始めましょう。

正常および異常なまばたきの習慣

まばたきには2つの主要な機能があります。涙で眼をうるおし清潔にすることと、定期的に光を遮断して眼を休ませることです。眼が乾燥すると炎症を起こしやすくなり、視界がぼやけることがよくあります。そのため、頻繁な潤滑、つまり頻繁なまばたきが必要不可欠です。さらに、ほこりは（窓ガラスを掃除したことがある人なら誰もが知っているように）、とても滑らかな表面にさえ付着し、非常に透明な素材も不透明にします。まばたきをするとき、まぶたは、露出した眼の表面を涙で洗い、眼が汚れるのを防いでいます。また、まばたきが頻繁におこなわれている場合には、おそらく起きている時間の5％以上、光が眼から遮断されています。

動的リラックス状態の眼は、頻繁に楽なまばたきをします。しかし、緊張がある場合には、まばたきの頻度は少なくなる傾向があり、まぶたは緊張しています。これは、注意の向け方を間違えたことに起因していると思われ、感覚器の不適切な固定化を引き起こします。

身体の他の部分で抑制がおこることは、自然で正常なことですが、これは眼だけでなくまぶたにも引き継がれます。凝視する人は、まぶたを閉じる間隔が長いのです。この事実は、一般的にも観察されている事柄で、小説家が凝視について書くときは、たいてい「まばたきしていない」

という表現で修飾します。

心理学者が長い間主張してきたように、動きは感覚と知覚の不可欠な条件の1つです。しかし、まぶたが緊張して相対的に固定されている限り、眼そのものも緊張して相対的に固定されたままでしょう。したがって、「ものの見方」を身につけたい人は、頻繁で楽なまばたきの習慣を身につけなければなりません。まぶたの可動性が回復すると、感覚器の可動性の回復は、比較的容易になります。また、眼は、よりよい潤滑や、より多くの休息、そして緊張のない筋肉の動きに常に関連する血液循環の改善を、楽しむようになるでしょう。

まばたきの回数が少なすぎて緊張しすぎている人（視覚に問題のある人の大半を占めます）は、頻繁で楽なまばたきの習慣を、意識的に習得あるいは再習得しなければなりません。このために、ときどき一息ついて、短時間のまばたき練習をおこないましょう。

【まばたき】

- 軽い蝶の羽のようなまばたきを6回おこないます。
- まぶたをリラックスさせて数秒閉じます。
- さらにまばたきを6回おこなって、もう1度まぶたを閉じます。

このように30秒から1分ぐらい続けます。

これらの練習をこまめな間隔で（例えば、1時間に1回とか）繰り返せば、1日の残りの時間に頻繁にまばたきをする習慣を身につけるのに役立ちます。「まばたきを意識」するようになった人は、眼やまぶたを固定化してしまう自分の傾向にも意識的になります。そして、まぶたを頻繁に楽に閉じることで、凝視の始まりをチェックできるようになります。精密な注意を必要とする、難しくて細かい仕事に従事している人にとっては、頻繁なまばたきが特に重要です。このような作業に忙殺されていると、眼やまぶたは必然的に固定されやすくなり、その結果、緊張、疲労、角膜の乾燥、炎症、視力の障害を招きます。頻繁にやさしくまばたきをすれば、採用した方法の単純さと不釣り合いなほどの安心感が、しばしばもたらされます。

まばたきの他にも、定期的にまぶたをぎゅっと閉じて、顔の他の筋肉と一緒にまぶたの動きを強化するとよいでしょう。これは、眼をこすりたくなるような時には、必ずおこなうべきです。指の関節でこするのは、野蛮な方法です。それに比べて、まぶたをぎゅっと閉じるのは、美しく調整されたまぶたにとって、安全で効果的な方法です。また、眼にかゆみやその他の不快感がなくても、局所的な血液循環を増加させ涙の分泌を刺激するために、ときどきおこなってもよいでしょう。

眼そのもののマッサージは常に望ましくありませんが、こめかみを優しくこすると、しばしば気分がおちついたり元気が回復したりします。眼の疲れは、首の上部の筋肉をこすったり揉んだりすることでも緩和されます。（視覚障害の特定のケースでは、有能な整体師による適切な治療が、しばしば優れた結果をもたらします。）眼精疲労の人は、このような初歩的なマッサージを1日に2～3回自分でおこない、そのあとにパーミングの時間をとるとよいでしょう。

正常および異常な呼吸の習慣

本書の第Ⅰ部で指摘したように、実験心理学者たちは、注意の状態と、呼吸の正常速度の変化や呼吸の深さとの間に、かなり規則的な相関関係があることを指摘しています。もっと簡単に言うと、私たちが何かを注意深く見ているときには、一気に何秒も息を止めているか、あるいは息をしていたとしても、普段より呼吸が浅くなっている傾向があることに、彼らは気がつきました。この理由は、注意を集中させようとしているときには、呼吸に関連する音や筋肉の動きの感覚が、気が散る原因になるからです。私たちはこの雑念を取り除くために、呼吸を浅くしたり、比較的長い時間、呼吸を停止したりします。

視覚に問題のある人は、見るための懸命な努力の中で、この呼吸への正常な干渉を、まったく異常なまでに極端にする傾向があります。彼らの多くは、特に見たいものに対して綿密な注意を払っているとき、まるで真珠を探すためにダイビングをしているかのようにふるまい、信じられないほど長い時間、呼吸しないままでいます。しかし、視力は血液循環のよさに著しく依存しています。血液循環が良好といえるのは、その量が十分なときで（心が緊張していて眼の神経筋が緊張状態にあるときには、そうではありません）、同時に質がよいとき（呼吸が制限されて血液の酸素化が不完全なままのときには、確実にそうではありません）だけです。

眼の内部と周辺の血液循環の量は、受動的および動的なリラックスによって増加します。血液循環の質は、一生懸命見ているときでさえも、意識的な呼吸を学ぶことで改善できます。リラックスのいくつかの方法は既に述べてきましたが、後で他の方法について述べる機会があるでしょう。この章では、呼吸についてだけ説明します。

異常な呼吸の習慣を正すために最初にすべきことは、それがへんてこりんだと気づくことです。視力の悪い人は、注意を払って見ることと、まったく不必要で確実に有害な呼吸への干渉との間に、一定の相関関係があるという事実を、自分自身に印象付けてください。この考えを心の奥に留めておけば、定期的に意識の中に飛び出てくるでしょう。もしあなたが何かに綿密な注意を払っているときに、この考えが飛び出てきたら、まるで海面下10ファゾム［約18メートル］の真珠漁師のように行動している自分自身を捕らえるチャンスです。しかし、あなたは真珠漁師ではありません。あなたは水の中で生きているのではなく、生命を与えてくれる空気の中にいるのです。したがって、あなたの肺に空気を満たして下さい。深呼吸の練習のように激しくするのではなく、簡単で楽な方法で、自然なリズムで吐いてから吸って下さい。このように呼吸しながら、あなたが見たいものに注意を払い続けてください。（本書の後の章で、注意を払うための適切な方法を説明します。）少し練習すれば、普通に呼吸しているときや、通常より深く呼吸しているときにも、真珠漁師のように振る舞っているときと同じぐらい、集中して注意を払うことができるとわかるでしょう。しばらくすると、注意を払いながら呼吸することを、習慣的で自動的にできるようになったと気づくでしょう。血液循環の質の改善はすぐに視力の向上に反映されます。そしてリラックスにより、血液循環の量も増えれば、視力の改善はさらに大きくなります。

老齢やその他の原因で視力が低下した場合や、ある種の病的な眼の状態の場合に、機械的な方法を用いて局所的な血液循環を増やすのに成功している医師たち（特にウィーン派[5]の医師）がいます。眼の周りの一時的な充血を生み出すのに、こめかみのドライカッピング[6]をしたり、蛭《ヒル》を使ったり、ときには特別に作った伸縮する首輪を首につけて、血液が動脈を通って頭の中に自由に流れ込むように調整したり、静脈をわずかに収縮させて戻す量を減らしたりします。これらの手順のいずれも、専門家の医学的助言なしに試してはいけません。実際にはほとんどの場合、それらを試してみる必要もありません。リラックスと適切な呼吸が、同等の血液循環の改善をもたらすでしょう。それは実際、よりゆっくりだけれども、より安全で自然で、おこなう人の完全なコン

5　ウィーン派：医学におけるウィーン学派。18世紀中期から、ウィーン大学の病院を中心にした臨床医の学派。
6　ドライカッピング：吸い玉を使って皮膚を吸引する方法。

トロール下にある方法です。さらに、視覚機能や眼の有機的な状態の改善は、どの方法で血液循環を増加させても同じ結果となるでしょう。機械的な方法は、ここで説明した自己主導の心身的な方法に勝るものではありません。実際、機械的な方法である限り、本質的に満足できるものではありません。私がこれらの方法に言及するのは、視力と眼の有機的な健康は、適切な血液循環に依存しているという主張を、裏付けるためだけです。

この依存の度合いは、非常に簡単な方法で示すことができます。読書をしながら、息を深く吸って吐いてください。空気を吐いている間、眼の前の文字が、よりはっきりと黒く目立って見えるのに気づくでしょう。この一時的な視力の改善は、頭の中のわずかな一時的充血によるもので、その次には、呼気の行為によって引き起こされる首の静脈のわずかな収縮によって起きます。いつもより多くの血液が、眼の中とその周囲に存在しています。その結果、感覚器官はより効率的に働き、心には知覚と視覚をおこなうためのよりよい材料が与えられます。

第8章　眼、光の器官

昆虫や魚類、鳥類、獣類、そして人間において、眼は光の波に反応するという特定の目的のために発達してきました。光は眼になくてはならないものです。光の全部または一部が奪われると、眼はその力を失い、炭鉱労働者の眼振[7]のような重篤な病気を発症することもあります。もちろん、眼が絶え間なく光にさらされていなければならないというわけではありません。知覚する心には睡眠が必要で、感覚装置には、24時間のうち少なくとも7、8時間の暗闇が必要です。眼が最も楽で効率的に働くのは、良質な真っ暗闇と良質な明るい光の間を、行ったり来たりできるときです。

7　眼振：意志とは無関係に眼球が痙攣したように動いたり揺れたりする眼球運動の状態。

光を恐れる現代

近年、「光は眼に悪い」という非常に悪質でまったく根拠のない考えが広まっています。光知覚器官は、何百万年の間、あらゆる強度の太陽光に非常にうまく適応してきました。それが今では、すりガラスを通した拡散や、天井からの反射の場合を除いては、サングラスやランプの光の緩和的な介入がないと、昼間の光には耐えられないと考えられているのです。光を知覚するための器官が光に耐えられないということの異常な見解は、ここ20年[8]ほどの間に広まってきたものです。1914年の戦争〔第1次世界大戦〕が始まる前は、サングラスをかけている人を見るのは、とても珍しいことだったと記憶しています。小さな子供だった私は、サングラスをかけた男性や女性を、畏敬の同情と、不気味な好奇心が入り混じったような眼で見ていました。それは、独特だったり外見が損なわれたりしている、あらゆる種類の身体的ハンディキャップに悩まされている人たちに対して、子供たちがしがちなことです。今日では、すっかり変わりました。黒いメガネをかけることは一般的になっただけではなく、信用できることになったのです。どのように信

8　本書は1943年出版。

用できるかというと、夏になるとファッション誌の表紙を飾る水着姿の女の子たちは、必ずサングラスをかけていることからわかります。黒いメガネは、悩める者のしるしではなくなり、今では若さやスマートさ、セクシーさを表すものです。

眼を暗くするというこの幻想的な流行は、ある医療団体に端を発していて、1世代ほど前に、普通の日光に含まれる紫外線放射に対するパニック恐怖が起こりました。色付きのガラスやセルロイド製のメガネフレームを製造・販売している企業が、これを助長し、広めたのです。彼らの宣伝は効果がありました。西洋世界では今や、何百万人もの人々がビーチや車の運転時だけでなく、夕暮れ時や薄暗い公共施設の廊下でも、暗いメガネをかけています。言うまでもなく、暗いメガネをかければかけるほど、眼が弱くなり、光からの「保護」の必要性が高まります。人は、タバコやアルコールに依存するのと同じように、サングラスに依存するようになります。

この依存は、光に対する恐怖に由来しています。光に対する恐怖をもつ人は、あまりにも強烈な明るさに眼がさらされたときに経験する不快感によって、それが正当化されると感じています。なぜこのような恐怖と不快感があるのでしょうか？　動物はサングラスがなくても、とても幸せに暮らしています。原始人もそうです。そして文明社会においても、色付きメガネの長所が至る所で説得力をもって宣伝されている今日でさえ、何百万人もの人々はサングラスなしで日光を浴びていて、悪影響はなく、ますますよく見えています。生理的には、眼は非常に強い光にも耐えられるように作られていると推測する十分な理由があります。それではなぜ、現代の世界では、比較的弱い光でも不快感を覚える人が多いのでしょうか。

光の恐怖の理由

このような状態になってしまったのには、主に2つの理由があるようです。1つは、前の段落で説明した、光をシャットアウトするための愚かな熱狂と関連しています。医学的な扇動者と企業の広告は、このような学者たちの意見を自分たちの利益のために利用して、多くの市民に光は眼に有害であると確信させました。光が眼に有害というのは真実ではありませんが、真実だと信じることで、それを受け入れた人々に大きな害をもたらす可能性があります。信念が山を動かすことができるとすれば、視力を台無しにすることもあります。そのことは、光を恐れる人が突然太陽の光を浴びたときに、どんな行動をするかを見てきた人ならば、誰もがわかるでしょう。彼らは光が自分たちにとって悪いものであると思いこまされています。その結果、どんなに顔をゆがめたり、眉をひそめたり、まぶたを狭めたり、眼を細めたりしていることでしょう！　一言でいうと、なんと緊張の症状が現れていることでしょうか！

誤った信念に由来する、単なる思い込みによる光の恐怖は、身体に現れると、感覚器官の緊張した異常状態になります。このような状態の眼は、もはや外部環境に対して、あるべき反応ができきません。太陽の光を楽に受け入れ、天の恵みとして受け取るかわりに、不快感に苦しみ、組織に炎症を起こすことさえあります。それゆえに、痛みが増して恐怖心が高まり、光は有害であるという誤った信念の裏付けとなるのです。また、光にさらされたときに多くの人が経験する不快感には、別の理由もあります。光に対する恐怖は、先天的に始まったわけではないでしょう。しかし、間違った使い方の習慣により視覚器官が緊張して欠陥が生じたために、眼と心が外部環境に正常に反応できないのです。緊張した視覚器官にとって、強い光は苦痛です。その痛みのために、光の恐怖が心の中で広がります。そして次に、この恐怖がさらなる緊張と不快感の原因になります。

恐怖を打ち消す

光に対する恐怖は、他のすべての種類の恐怖と同様に、心の中から追い出すことができます。そして、感知装置が光にさらされたときに経験する身体的な不快感は、適切な方法によって防止できます。これをおこなえば、もはやサングラスで眼を暗くする必要はないでしょう。これだけではありません。正常で自然な方法で光に反応することを学ぶ過程で、欠陥のある視覚器官は、その見る力を損なう緊張を和らげるために多くのことをおこなえます。光に対する正常な反応を獲得することは、「ものの見方」に不可欠な手順の1つです。太陽光に関連した適切なドリルは、貴重な受動的リラックスを生み出します。そして、最も強い照明に楽で努力なく対処できるようになった力は、活動的な生活の中にもち込まれ、視力は完全ではないとしても、視覚器官の動的リラックスの要因となります。

光が不快感を引き起こす場合の全てにおいて、最初にするべきなのは自信の態度を養うことです。私たちは、次のことを心に留めておかねばなりません。光は、少なくとも私たち普通に遭遇する程度の強さでは、有害ではありません。実際にそれが不快感を起こすとしたら、それを恐れているか、または習慣的に間違った方法で眼を使ってきたためで、自分に責任があります。

実践的な方法

光が無害であるという確信[9]は、徐々に習慣化していく過程によって、実践に移していくべきです。眼を開いたままでは日光で収縮するので、眼を閉じて日光に慣らすことから始めます。

9　近年では原書出版当時とは環境が変化し、オゾン層破壊により紫外線量が多くなっているため、無害とは言い切れない。

【サニング[10]（1）】

- 椅子に心地よく座り、背中をもたれかけさせます。
- 「緊張を手放して、緩みを思って」、眼を閉じて太陽の方に向けます。
- 頭をやさしく、けれどもやや速く、左右に十数センチ動かします。（頭を動かすのは、心の中での凝視と、網膜のある部分を長時間光にさらす可能性を避けるためです。）
（太陽に向くのが不快な場合には）
- 眼を、直接太陽にではなく、空に向けます。
- 空の光が許容できるようになったら、頭を左右に動かして、短時間太陽に眼を向けます。
- 不快に感じたらすぐに、眼を背けて、少しパーミングをしてから、また始めます。閉じたまぶたは一気に数分間（必要性を感じたら、短いパーミングで中断しながら）日光を浴びることができます。このプロセスを、一日の間に数回、繰り返す必要があります。

10　サニング：sunning　太陽の光を眼に当てる練習方法。主に眼を閉じて短時間朝日の下で行うのがお勧めです。

しばらくすると、ほとんどの人は、不快感なしに開いた眼に日光を浴びることができると気づくでしょう。[11] 最も満足できるサニングの方法は、次のとおりです。

【サニング（2）】

- 片方の眼を手のひらで覆います。
- 頭を左右に振り、もう片方の眼を、3、4回太陽を横切らせながら、すばやく、軽く、楽にまばたきをします。
- その後、日光を浴びた眼を覆い、もう一方の眼で同じプロセスを繰り返します。
- 1分間ぐらい交互におこないます。その後、残像が消えるまでパーミングします。

眼を覆うのをやめると、一般に視力がはっきりと改善されたのがわかるでしょう。器官はリラックスし、幸福の暖かい感覚で満たされます。

サニング（1）（2）に述べた方法で、開いている眼に1度に片眼ずつ日光を当てると、両眼に同時に日光を当てた場合と比べて、光ははるかにまぶしくないように思えます。両眼を同時にサニングすると、光がより強く思えるので不随意の収縮が生じ、それを努力で克服しようとする

11　近年の環境変化により、開いている眼に日光を当てることは、訳者は推奨しません。

と緊張状態になります。このような状態では、通常サニングのプロセスの後に起こる完全なリラックスの達成を、遅らせてしまうことになるでしょう。それでも両眼を同時に太陽にさらしたい人は、害を恐れずに適度にそれをおこなってもよいでしょう。その過程では、最初に大量の涙が排出され、その後、両眼を別々にサニングしたときよりも、明るくて持続的な残像が得られることに、注意が必要です。涙はさわやかなもので、残像はパーミングすれば、すぐに消えていきます。しかし、全体的には、1度に片眼ずつサニングする方法が好ましいでしょう。

サニングのすすめ

ベイツ博士のメソッドの敵は、眼のサニングの影響について、身の毛がよだつ話をするのが好きです。彼らは、サニングをおこなう人は直ちに、または（実際にはこれが起こらない場合）将来ある日に、失明するだろうと、本気で警告しています。私は、個人的な経験や、その技術を教え実践してきた人たちへのかなり広範囲の調査結果から、これらの話はまったく真実でないと確信しています。前の段落で説明した方法で眼を日光にさらしても、有害性はありません。それどころか、器官は心地よくリラックスし、血液循環は促進され、視力は改善します。さらに、眼やまぶたの炎症の多くは、日光を浴びると急速に治まる傾向があります。これらの事実について特に驚くべきことは何もありません。日光は強力な殺菌剤です。適切に使用すれば、人体に照射したとき、貴重な治療薬として作用します。他の外部器官に作用するのと同じように、眼にも作用しない理由はありません。

太陽が眼に悪影響を及ぼすのは、人々が太陽をじっと見つめているときだけです。例えば、日食の後には、多くの人が、一時的に視力が低下し、時には部分的あるいは完全に失明することもあると報告しています。ほとんどの場合、その状態はしばらくすると消え、悪いままということはありません。ベイツ博士と後継者たちが開発した技術を使っている何千人もの人の中で、そのような経験をした人は非常に少数です。その人たちは、頭を左右に連続的に振るようにという教師のアドバイスを無視して、太陽をじっと見つめていたのです。結果が悪いとしたら、彼らは自分自身を責めるしかありません。

実際、世の中の他のことと同じように、太陽光は適切な量であれば体によく、過剰に浴びたり間違った方法で浴びたりすると体に悪いのです。愚かな人が、5キロのイチゴを一気に食べたり、1リットルのヒマシ油を飲み込んだり、100錠のアスピリンを飲んだりすれば、その愚かさのために苦しまなければならないでしょう。それにもかかわらず、イチゴ、ヒマシ油、アスピリンは、自由に売られています。愚か者はやってみないと気がすまないのです。日光についても同じです。毎年夏になると、多くの愚かな人々が、肌を焦がし、高熱を出し、脾臓が大きくなるほど日光浴をします。しかしながら、日光浴は、合理的におこなう人にとっては楽しくて有益なものなので、許可され奨励されています。眼についても同様です。どんなによいアドバイスをしても、中には太陽をじっと見つめてしまい、一時的に視力が低下してしまう間抜けな人もいます。このことが、眼のひなたぼっこをする賢い人たちのやる気をそぐ理由にはなりません。

閉じた眼と開いた眼に太陽を浴びることを学んだ人は、まぶしい光や明るい照明への過敏性が徐々に減少していくのに気づくでしょう。光の恐怖と光によって引き起こされる不快感は消え、それとともに、サングラス、眉をひそめた顔やしかめっ面、そして恐怖や不快感と常に結びついていた緊張もなくなるでしょう。

光に対する正常な反応を維持するためには、サニングのために特別な期間を設定して練習し、そのサニング技術を修正したバージョンを活動的な生活にもち込むべきです。

もしも外に出たときに光が明るくて不快に感じたら、しばらく眼を閉じて「緊張を手放して、ゆるみを思って」から、できるだけ優しくリラックスした状態で再び眼を開きます。この後、眼を太陽に向け、閉じたまぶたの上に数秒間浴びて、その後（常に頭を振りながら）開いた眼の上に浴びます。再び下を見たときには、周りの世界の明るさは耐えられるように思われ、緊張の感覚もないでしょう。これらの手順は、明るい日に外出しているときには、頻繁に繰り返すのがおすすめです。これらの方法は、眼を動的なリラックス状態に保ち、視力を向上させるのに役立ちます。

夜間には、太陽の代わりに人工的な明るい光源を使用することができます。この目的のためにも、読書のためにも、150ワットのスポットライトや投光照明がとても便利です。これらの電球は、自己完結型のヘッドランプのようなもので、湾曲した銀色の背面と円形の透明な前面があり、そこから集中した光のビームが投影され、1メートルの距離で1000フートキャンドル（1万764ルクス）までが得られます。

太陽と同じ手順で、閉じた眼と開いた眼に、この光を当てることができます。太陽とまったく同じように、リラックス、血液循環、視力の改善がついてきます。

照度を上げたい人は、シェービングミラーの球面を使って、スポットランプの光を眼に反射させるとよいでしょう。鏡の中心には、明るい夏の日に見た太陽と大差ない、暖かさと照明があるでしょう。

第9章　中心視

本章とそれに続く2つの章では、視覚の欠陥器官の可動性を促すために考案された、ある種の手順について説明します。これまで見てきたように、半世紀以上もの間、外界がちゃんと見えるためには動きの要素が必要であると、実験心理学者たちは宣言してきました。この事実は明らかに、視覚にとって非常に重要です。それなのに、何か不可解な理由で、正統派の眼科医たちは、この事実に少しも注意を払おうとしませんでした。彼らは、症状を機械的に和らげるための松葉杖［メガネ］を処方し、問題を放置することに甘んじてきました。この明らかに重要な問題に真剣に取り組んだ最初の人物は、W・H・ベイツ博士でした。しかし、彼が得たものは、専門家からの冷たい態度と、変人、あるいはヤブ医者であるという評判だけでした。

可動性の習慣を促すために考案された手順を説明する前に、このような手順を必要とする精神的・生理学的条件について簡単に説明します。この本の第I部で説明したように、注意は自然に動き、認識した物理的対象のある部分から別の部分へ、また検討中の思考のある側面から別の側面へと、絶えず移動していきます。見ることが関係している場合、この心の連続的な動きは、通常、感覚器官の連続的な動きを伴っています。その理由は、眼の構造にあります。網膜の中央部に**黄斑**があり、最も精密な部分が**中心窩**と呼ばれています。完全に鮮明な画像を記録できるのは、その中心窩だけです。

直接見ている小さな領域だけが最もよく見えるという、この規則には、視線の中心から外れたときに、1つの重要な例外があります。夜間、最低限の光のとき、私たちは網膜の外側の部分を使って、最高にクリアな感覚を得ています。[12] この事実は、何世紀も前に天文学者によって発見されました。天文学者が発見したのは、星座を直視すると、より明るい星しか見えないのに対して、星座の片側を少し見るだけだと、より小さな星を検出できるということです。フランスの著名な物理学者フランソワ・アラゴ（Fransois Arago）の言葉を借りれば、「非常に薄暗い光の物体を見るためには、それを見ないことが必要である」ということです。このため、暗闇の中で自分の道を探そうとするときには、真っ直ぐ前を見てはいけません。それどころか、頭の向きを変えて、最初に片側を見て、次にもう片側を見ると、眼の前にあるものが「眼の端から」見えるよう

12　視細胞には、色や形を認識して明るい場所で働く錐体細胞と、明度を感知して暗い場所で働く桿体細胞がある。中心窩には錐体細胞が存在する。

になります。

日中や明るい人工照明の下では、まったく逆のことが起こります。このような状況（そして以下のすべては、良好な照明下での視力にも当てはまります）においては、人が、最もよく感じ見ることができるのは、見えているもののうち、黄斑と中心窩に画像が投影された部分だけです。網膜の外側の部分に記録された画像は、微細な中央部に記録された画像と比べて、形がはっきりしておらず、色も正確ではありません。

眼からの平均的な読書距離、つまり35センチの距離では、人は簡単に本のページ全体を見ることができます。しかし、最も鮮明に見える領域は、およそ直径1・27センチの円であり、最大の精度は、その円の中心にある1文字に限定されます。この1文字は、見えているもの全体のうち、ある瞬間に像が中心窩に当たる部分を表し、1・27センチの円は、像が中心窩を取り囲む黄斑に当たる部分を表しています。印刷されたページの残りの部分はすべて、網膜の外側の部分によって記録されるので、あまり正確ではありません。

このように明瞭な感覚をもつ中心領域が存在するため、注意の動きは必然的に眼の動きを伴います。心が対象物のある部分に注意を移すと、眼は自動的に無意識的に動かされ、注意を向けている部分が最も明確に感知されます。あるいは生理学的な用語で言えば、注意を向けている部分から反射された光線が、黄斑と中心窩に直接当たるように、眼が動きます。これが起こるとき、私たちは中心視[13]で感知していると言えます。物体のあらゆる部分を中心視で感知するためには、つまり最大の明瞭さで感知するためには、眼は膨大な数の点から点への微細かつ急速な移動をおこなわなければなりません。移動に失敗すると、対象物のすべての部分を中心視で見ることができず、そのため最大の明瞭さで見ることができません。

可動性は、選択と知覚の心の正常で自然な状態です。そして中心視が必要なので、可動性は、感知する眼の正常で自然な状態でもあります。乳児期や幼児期には、ほとんどの人は無意識のうちに、眼と心をこの可動性の状態に保ち、中心視で感知をおこなうことを学びます。しかし残念なことに、非常に様々な理由のために、適切な使い方の習慣が失われることがあります。何らかの方法で、意識的な「私」が自然で正常な機能に干渉します。その結果、注意が固定的に向けられるようになって、点から点へと連続的に楽に移動するのではなくなり、眼は移動するのを止め、凝視するようになってきます。機能不全は精神的・肉体的な緊張を生み、それがさらに機能不全を生み出します。緊張と機能不全のために、感覚器は歪みを被り、屈折異常や他の望ましくない体調の結果となります。視力は低下し、使い方の悪い習慣が時間の経過とともに定着すると、眼は（とりわけメガネをかけている場合は）自己調節力と病気への抵抗力をますます失っていきます。

凝視には常に緊張と視力の障害が伴うということは、驚くべきことではありません。なぜなら、

13　中心視：central fixation　網膜の中心窩に当たるものを見ている状態。

人は凝視するとき、不可能を達成しようとするからです。すなわち、広い領域で、あらゆる部分を他の部分と同じように、はっきりと見ようとします。しかし眼の構造上は、中心視で見ている小さな部分、つまり黄斑と中心窩に像が写る部分を感じるのと同じようには、その広い領域のすべての部分をはっきりと感じることはできません。そして心の性質上は、注意が対象物の点から点へと継続的に移動しない限り、知覚の適切な仕事をすることができません。凝視は、この正常な知覚と視覚の必要条件を無視することです。凝視する人は、なるべく短い時間にできるだけたくさん見ようとする目的達成の貪欲な不安の中で、この目的を達成できる唯一の手段を無視しています。そのかわりに、彼は不可能なことを試みています。その結果緊張し、屈折異常や視力低下が起こります。

たまに、中心視の習慣が獲得できないことがありますが、これはたいてい乳児期の目の病気が原因です。しかし多くの場合には、中心視の習慣は、正常な使い方の他の習慣と一緒に獲得され、それが後になって失われます。一般的にそれは、意識的な「私」の恐怖や心配、欲求や悲しみや野心が、身体器官・神経系・心の正常な機能に、絶え間なく干渉しつづけているために起こります。中心視の習慣がしばらく失われると、黄斑と中心窩は使われないため、自然な感覚を失っていくように見えます。同時に、網膜のすべての部分で同じように明確に物体を感知しようとするクセは、偏心領域の一部または全てに対して、過剰刺激の原因となります。偏心領域は、この刺激に反応するために最善を尽くして感度を高めようとします。このプロセスはときには、いわば網膜の外側の端のどこかに、自分のために偽黄斑を製造することにまで行きつきます。こうなると、最もはっきりとした視界が得られるのは、眼の前を真っ直ぐに見ているときではなく、斜めに見ているときだけになります。このような横方向の視界は、中央の黄斑の正常な視界のようには、はっきりしたものにはなりません。しかし、不使用による黄斑の感性低下と、長年の悪い使い方の強い習慣のために、このような眼と心にとっては、それが最高の視力だと思ってしまうのです。

しかし、可動性と中心視のよい習慣が失われて、凝視の悪いクセが身についたり、広い範囲のすべての部分を同じようによく見ようとしたりしても、多くの場合にはこのような極端な偏心視にはなりません。凝視者はまだまっすぐ前を見ています。しかし、すべての部分を均等によく見ようとするので、黄斑や中心窩の感性が低下し、知覚する心と網膜の周辺部との間に望ましくない異常な関係が構築され、いまでは網膜の周辺部が中央部と同等かそれ以上に知覚に使われています。極端な場合には、偏心視は、ある特定の点の偽黄斑に限定されず網膜全体に広がります。

---

14 眼が動かなくなっている状態。

15 偏心領域：eccentric area　網膜の中心窩以外の部分。

中心視と可動性がなければ、正常な視力は得られません。したがって、正常な視力をもつ人には、視力のよさを左右しているよい習慣（本人はたいていそれを知りません）を維持する方法を教えることが非常に重要です。また、視力に欠陥のある人には、視力の悪さの原因となっている悪い習慣を克服する方法を教えることが非常に重要になるのです。中心視を学んだことのない人や、偏心視が極端な人には、熟練した経験豊富な教師の助けが不可欠でしょう。それ以外の人は、方法を教えてもらえば、自分自身を助けることができます。彼らのために、シンプルだが効果的な手法を次に述べます。

第10章　眼と心に動きを教える方法

　中心視は直接的に教えることができます。その方法では、広い領域のあらゆる部分が、同じようにはっきりとは見えないという事実を、体験します。また、可動性の習慣をつける方法で、間接的に教えることもできます。その方法では、心の注意と、眼の感度の高い領域が、見ている対象物の点から点へと移動するようにします。

　直接的な方法を使うと、すでに生じている緊張を増加させる危険性を伴います。そのため、間接的に目標に近づくことが最善のようです。パーミングでは、黒を見る最良の方法は、黒を見ようとするのではなく、過去の楽しい情景や出来事を思い出すことです。同様に、中心視を達成する最良の方法は、1つの小さな領域を他の部分よりももっとよく見ようとするのではなく、眼の可動性を養って、小さな領域の連続を最大の明瞭さで見るようにすることです。したがって私は、眼と心の可動性を高めるためのいくつかの手順を説明することから始めます。そのあとで、中心視を直接的に意識させることを目的とした方法を説明します。視力に障害のある人の教育実践でも、同じ順序に従うことをお勧めします。まず、眼と注意を持続的で楽な動きに保つことを学びます。そして、動きが再び活性化したら、意識的に中心視が現れるのを認識することを学び、それを認識することで、はっきり見えるようになることを学ぶのです。

スイング

私たちが動くときはいつでも、外界の物体は反対方向に動いているように見えます。最も近くにあるものが、最も急速に動いているように見え、眼からの距離が長くなるにつれて動きの速度は鈍くなり、遠くにあるものは、急行列車やスピードを出している車から見ても、ほとんど静止しているように見えるのです。

ベイツ博士が「スイング」[16]という名前をつけた様々な方法は、実践する人が、外部の物体の見かけの動きに気づくことを、主な目的にしています。この方法により、感覚器官と操作する意識の自由な可動性の状態を促進します。このような可動性があると、心理的緊張と眼の緊張が緩

16　スイング：swinging　体の動きによって周りのものが滑らかに動いて見えるようになるための訓練方法。

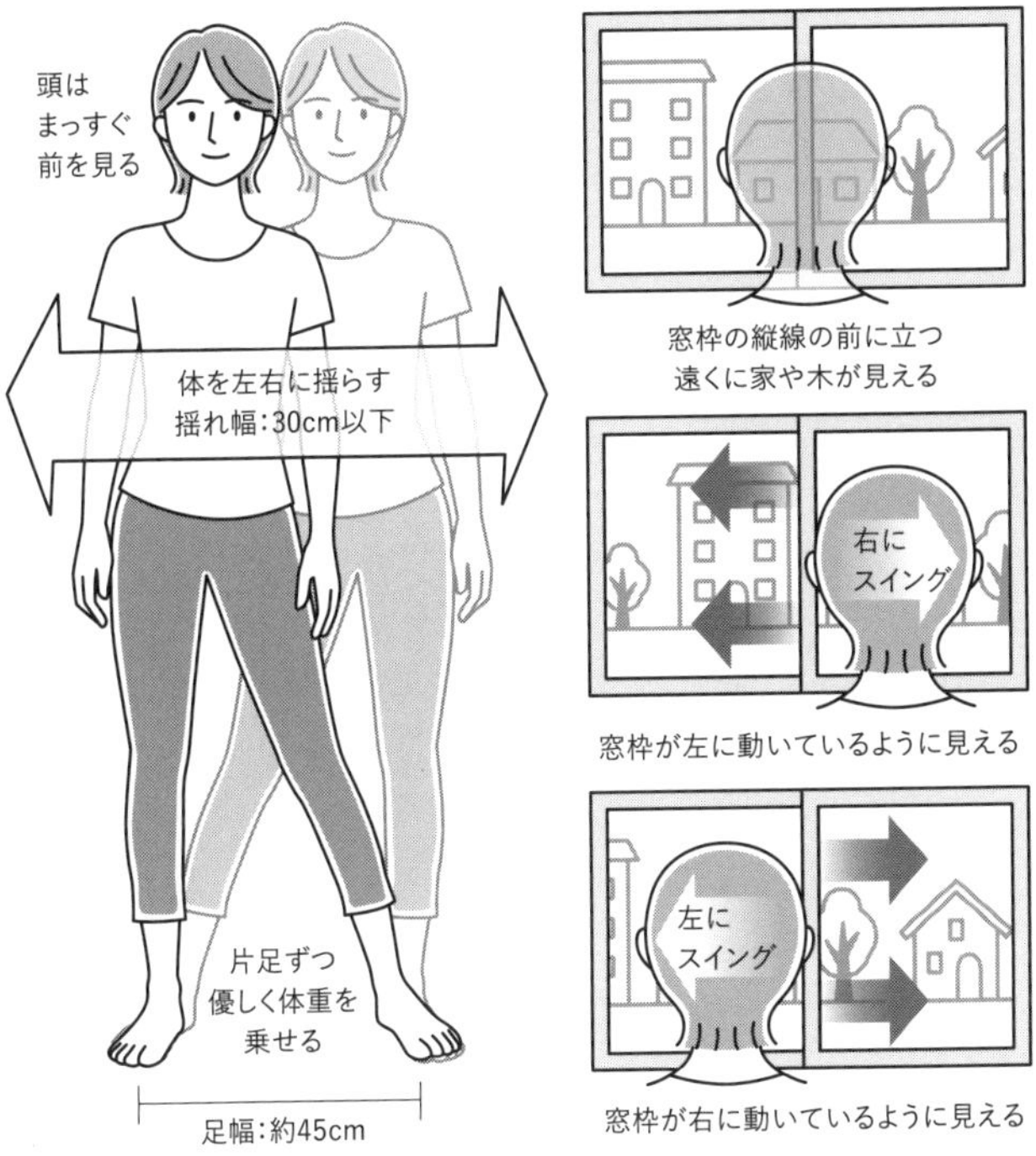

ショート・スイング

和され、凝視していたのが、急速に移動する中心視に置き換えられ、視力の著しい改善がみられます。

スイングのいろいろなやり方を考えて、練習することができます。しかし、それらはすべて、いくつかの基本形のバリエーションなので、それを説明します。

【ショート・スイング】

・近くの物体の後ろに遠くの物体が見えるような場所に、両足を約45センチに開いて立ちます。

窓の前に立つと、窓枠の縦

の線が近くの物体になり、通りの反対側の木や家の一部が、遠くの物体になります。部屋の中では、背の高い普通のランプや、天井のライトからぶら下がっている紐の一部が近くの物体になり、壁の絵や、暖炉棚の装飾品が、遠くの物体になります。

- 片足ずつ交互に体重を乗せながら、規則的に優しくあまりいそがずに、体を左右に揺らします。スイングの揺れ幅は、30センチ以下で十分です。頭はまっすぐ前を見たままで、胴体と一体となって動きます。
- 右にスイングすると、近くの物体（例えば窓の枠）が、遠くの物体を横切って左に移動しているように見えます。左にスイングすると、右に動いているように見えます。
- 何回かスイングしながら、この見えている動きに気づいていて下さい。
- 眼を閉じます。左右にスイングを続けながら、庭の端にある木や通りの向こう側の家を横切って、窓の枠が動いて見えているのを視覚化します。
- 再び眼を開き、数回スイングをしながら、実際の窓枠が行ったり来たりするのを見ましょう。
- 再び眼を閉じて視覚化します。
- このように、1～2分、あるいはもっと長くおこないます。

この手順にはいくつかの利点があります。心が動きに気づいて、動きと仲良くなることです。

こうすることで、欠陥のある眼の悪いクセ（凝視）をやめるのに役立ちます。自動的に注意が切り替わり、**中心窩**の動きを生み出します。これらはすべて、見る器官の動的なリラックスに、直接貢献します。スイングのリズミカルな動きは、同じ結果を間接的にもたらします。それは、揺りかごや揺り椅子の動きと同じように、心と体に安らぎを与えます。

このような「ショート・スイング」の癒しの効果に加えて、「ロング・スイング」では、穏やかな捻りを繰り返し、背骨に直接効果のある動きを加えます。

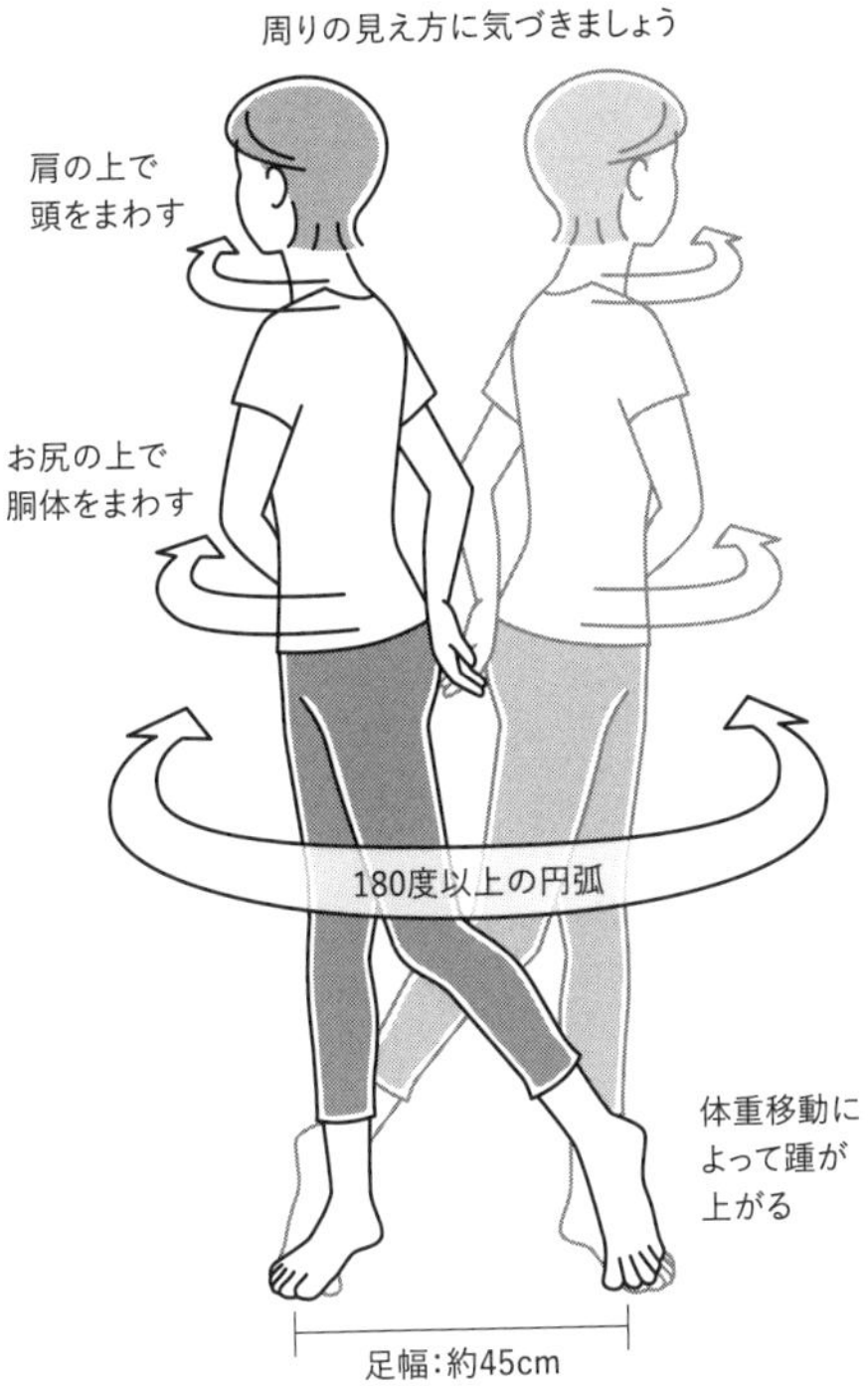

ロング・スイング

【ロング・スイング】

- 両足を約45センチに開いて立ちます。
- 体の動きは広い弧を描くように、お尻の上で胴体をまわし、肩の上で頭をまわします。［どこどこで回すのではなく、円弧を描くように体全体をゆっくり回す」

- 左にスイングすると、体重は左足にかかり、右足の踵が上がります。
  逆に、右にスイングすると左の踵が上がります。
- 眼は、片側から反対側に動くときに、１８０度以上の円弧を進み、外の世界は大きな一振りの中を振り子のように行ったり来たりします。眼に入る動きに、注意を向けてはいけません。

このスイングを練習している間、心の態度は、完全に受け身で無関心でなければなりません。ただ「世界が過ぎていく」だけで、それを気にせず、過ぎていくものを知覚しようと努力しないようにします。選択と知覚の心は動作の外にあり、その人には純粋な感覚しか残っていません。すなわち、生理的な有機体は、意識的な「私」をお休みにしています。

このような自己からの解放は、とても安らかです。さらに、悪い見え方の原因は、たいてい意識的な「私」です。（それは、否定的な感情を抱いているか、注意の向け方を間違えているか、あるいは正常な視覚機能の自然のルールを無視した他のやり方をしているかによります。）したがって自己の活動を一時的に抑制することは、不適切な使い方の古いクセを断ち切り、よりよい新しい習慣を構築する土台を整えるのに役立ちます。「ロング・スイング」によって、感覚器官は一時的に、眼を固めて凝視しようとする悪いクセをおこす心の束縛から逃れ、自由で拘束されない動きのある状態で機能する方法を再び学ぶのです。

【ペンシル・スイング】

「ショート・スイング」の変形の1つは、「ペンシル・スイング」と呼ばれており、座ったまま目立たない方法で練習できます。このスイングでは、近くの物体は、鼻の前の約15センチのところで垂直にもった鉛筆（または自分の人差し指）です。頭を左右にスイングすると、遠くに見える物を横切って、鉛筆が動いているように見えます。ときどき眼を閉じて、この見かけの動きに、想像の心の目でついていきます。眼を開いているときは、鉛筆と、鉛筆が通り過ぎる遠くの物体に、交互に焦点を合わせます。

実際には鉛筆は動かないが、
動いているように見える

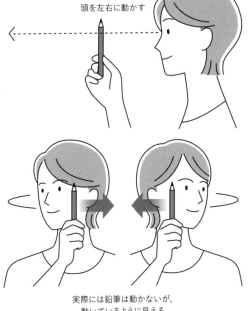

ペンシル・スイング

スイングは、そのために特別に期間を設定しておこない、そしてそれを日常生活にもっていくことができますし、そうすべきです。感覚器と注意の連続的な動きがなければ完全な視覚は得られません。そして、外部の物体の見かけ上の動きに対する意識を養うことによって、凝視している眼と固定化された心は、最も簡単かつ迅速に、視力を損なう習慣から解放されるように教育されます。したがって、視覚障害のある人にとっては、どんな視覚の状況においても、スイングの原理を適用することが重要です。

手始めに、移動するときにはいつでも、世界を過ぎていかせ、過ぎていくことに気づきましょう。歩くときや、車やバスで移動するときに、木や、家、街灯、歩道が接近し、通り過ぎていくのに気づいてください。屋内で頭を回すときには、近くの物体が、より遠くの物体を横切って移動するのを意識してください。周りが動いて見えることに意識的になることで、眼と心の可動性が高まり、よりよい視覚のための状況を作ります。

可動性のためのその他の方法

スイングは、正常な視覚機能を再確立するのに、基本的に重要であり、できる限り練習すべきです。しかし、可動性の習慣を養い、間接的に中心視の習慣を養うための他のやり方もあります。

そのうちのいくつかを紹介します。

【ジャグリング】

◉基本

・ゴム製のボールを用意します。［おてだまを使うのもよいでしょう］

・右手でボールを上に投げ、落ちてきたら左手でキャッチします。

・次に両方の手にボールをもちます。

・右手のボールを投げ上げて、空中にある間に、左手のボールを右手に移動し、落ちてきたボールを左手でキャッチします。（連続的で心地よいリズムを、楽しみましょう。）

・眼はボールに向けて、右手で投げ上げたら軌道のてっぺんまで、そして再び降りてきて左手で捕らえるまで、眼で追います。（空を見上げてボールが視界に現れるのを待っていてはいけません。）

長時間の緻密な仕事の後で、この短時間の単純なジャグリングをすると、眼は多いに緩み、リラックスするでしょう。

◉屋外

屋外でのこの動作は眼が動くことを思い出させるだけでなく、光に耐える習慣を確立するためにも使えます。

•木のあるところなど、暗めのところで、ボールを上に投げ、キャッチします。

•ボールの背景がやや明るいところに移動して、少し明るく照らされた空をボールが通過するのを見ます。

ボールが上がったり下がったりするのを見ながら「緩みを思って」、頻繁にまばたきをしてください。

•眼と心が光に慣れたら、ボールの背景がもっと明るくなるように、再び移動します。

最後の2～3投は、ほとんど太陽に向けておこなってもいいでしょう。

サイコロやドミノもまた、眼と心の可動性を回復させるために使われます。可動性がなければ適切な中心視ができず、結果的に正常な視力が得られません。

【サイコロ投げ】

•3～4個のサイコロを取り、テーブルの上にそれらを投げ、一方から他方へと素早く視線を送り、1秒後に後ろを向くか眼を閉じて、上の面の数字を言います。

- ゲームを2人でおこなう場合（子供の場合は常にそうしてください）、インストラクターはサイコロを投げ、生徒に1秒与えて一方から他方へと視線を向けさせ、それから手でサイコロをカバーして数字をたずねます。

この手順は、注意と眼の急速な移動を促し、同時に解釈する心を刺激します。その方法は、「フラッシング」の章で説明します。

また、ドミノを使うと、凝視のクセをやめさせ、可動性に不可欠な眼と心の条件に近づくことができます。

【ドミノ・ドリル】

- ドミノのセット、できればダブル9、あるいはダブル12を用意します。[17]
- ボール紙の箱の蓋に、無作為に選んだドミノを、8個または10個ずつ3列に並べます。

17　ダブル9は1組55枚。上下に0~9の数字の組合せ。ダブル12は1組91枚。

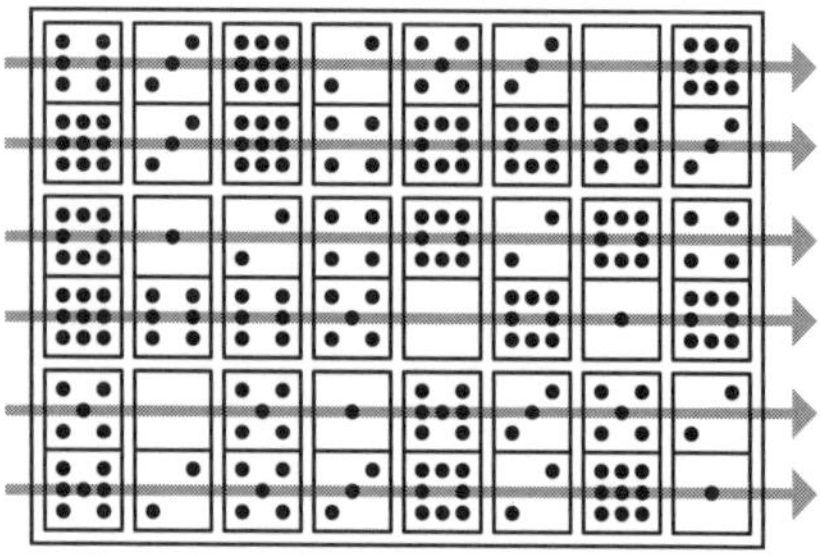

左から右へ、上の列からドットの数を早く言い、
数秒眼を閉じた後、次の列を言う

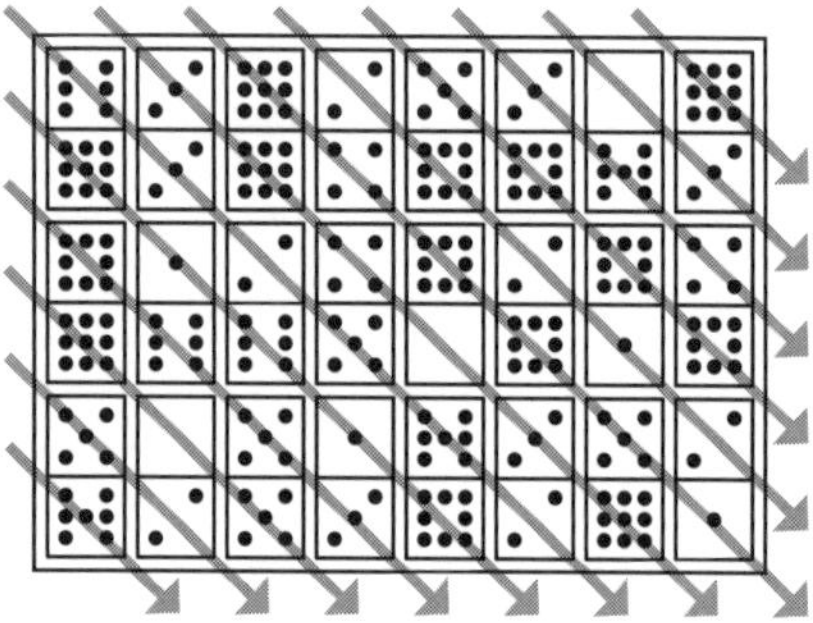

縦方向、その次は対角に数を言う

ドミノ・ドリル

ドミノはしっかり詰め込むか、糊付けして、蓋を動かしても倒れないようにしましょう。

- 蓋をテーブルの端に立てて、ドミノの模様が自分の方に向くようにし、ちょうどよい距離で座ります。（もし、遠すぎて見えない場合には、ドミノが簡単に見えるように手で蓋をもち、視力がよくなるにつれて距離を離していきます。）
- ドミノの1列目の上半分のドットの数を、左から右へ、できるだけ早く言ってみましょう。
- 数秒間眼を閉じた後、次に一列目の下半分を、左から右へ言います。
- また数秒間眼を閉じ、次の列の上半分、下半分というように、順番に繰り返します。
- 水平方向をおこなった後には、次は縦方向に、その次は対角に、数を言っていきます。

- その次は手順を少し複雑にして、各ドミノの上下のドットの数を縦に加えてみましょう。試験に合格しようというような考えはもたず、リラックスした心で、眼を楽にドミノからドミノへと移動させ、頻繁な間隔でまばたきをしながら、これをおこなってください。

これらのドミノ・ドリルは、「フラッシング」の章で説明する他のドリルとともに、緊張や凝視に関連した視力障害のすべてに価値があり、特に、乱視に有用です。

乱視は、角膜のカーブの半径が、すべての経線でそろっていない場合に起こります。この歪んだ媒体（角膜）を通過する光線は、不規則な方法で焦点に集まります。多くの患者では、この状態にかなりのばらつきがあります。メガネは、検眼士の検査の瞬間に存在する歪みのその特定の状態で、角膜を硬く固定する傾向があります。その結果、人工レンズをつけている限り、回復の望みはほとんどありません。しかし、乱視の人が人工レンズを捨て、受動的で動的なリラックスの方法を学び、心と眼の可動性の習慣を養うならば、障害を軽減させるために多くのことができ、あるいは完全に障害を取り除くことができます。

ドミノはとても見やすいものです。その結果、ドミノ・ドリルによって促進された眼と心の素早い切り替えは、ほとんど努力のいらないものとなります。緊張は緩和され、同時に、眼がドットからドットへと移動するとき、このリラックス状態で角膜のあらゆる部分を通して、膨大な感知がおこなわれます。これは、角膜の歪みを「アイロンがけ」で伸ばす効果があるようです。正確にどのようにかはわかりません。しかし、障害がもともと心と筋肉の緊張によるものだとしたら、患者が緊張を伴わない感知と知覚の技術を身につけたときに、障害が消えても不思議ではありません。いずれにしても、乱視の人は、ドミノ・ドリルの後では、以前よりも明らかによく見えるという事実に変わりはありません。視覚機能の古いクセをやめて、よりよい新しい習慣に置き換えるにつれて、改善は永久的になる傾向があります。

「アイロンがけ」プロセスは、ドミノ・ドリルの集中的または簡単で効率的なバージョンによる手順で、しばしば加速されます。

【ドミノ・アイロンがけ　乱視向け】

- ボール紙の箱の蓋に、ドミノの列をしっかりと固定します。
- 蓋を両手でもって、顔の7～10センチ前で水平に動かします。左右の動きは、15～20センチを超えないようにしてください。
- 頭は反対方向に動きます。蓋を左に動かしたときには、頭をわずかに右に向けます。逆も同様です。
- 個々のドミノのドットの数を見ようと努力してはいけません。そして、蓋と頭の組み合わせの動きの大きさは、別々のドットを見ているのではなく、ドットが一緒に動いているように見えることで、連続した線に近いものを見ている錯覚を起こす程度で十分です。

この水平方向のスイングを、1～2分おこないます。

• 動きの方向を垂直に変更します。

蓋の長い辺を床に直角にしてもち、上下に動かします。

水平方向のスイングとまったく同じように、手の動きと頭の動きが逆方向となるような動きを伴っておこないます。

これらの練習は、かなり奇妙でみっともなく無意味に思えるかもしれません。しかし、これらの練習の重要な点は、（ここで説明した他の手順と併用して）多くの乱視の人たちが、最初は一時的に、後には永久的に、視力を改善するのに役立っているということです。

第11章　フラッシング（すばやく見る）

ベイツ博士が「フラッシング」と呼んだ方法は、可動性を養い、知覚と解釈の心の能力を高めるために重要です。

フラッシングは、凝視の反対と言えるかもしれません。自分の視点で対象物を固定したり、眼と心を動かないようにしたり、対象物のすべての部分を同時に等しく見ようと努力するかわりに、対象物を素早くちらっと見ます（フラッシュします）。そのあと眼を閉じて、未知の世界へのこの急速なすばやい動きの中で、何を感知したかを思い出します。

フラッシングの練習を少ししてみると、興味深い発見があります。それは、感覚器官は知覚する心が気づいている以上に、多くのことを取り込んでいるということです。特に、知覚する心が緊張と努力の悪いクセを身につけているときには、そうなります。知らないうちに何か見えている感じがあります。この「無意識の視覚」についての議論には、数段落を割く価値があると思います。このテーマは、理論的にもかなり興味深いものであり、実用的にも非常に重要なものです。

無意識の視覚

「無意識の視覚」というのはやや不正確な表現で、いくつかの異なる種類の現象に適用されます。はじめに、危険を回避するために素早く反射的に動くときに起こる「無意識の視覚」というものがあります。心がその危険な感覚与件《センサ》を潜在的に危険な外界の物体として解釈する前に、眼が危険を感知し、筋肉が反応します。このような場合、神経システムは心よりも迅速に働きます。心は、危険回避反応が開始された後でないと、知覚して意識的に見ることができません。一瞬の間に、無意識の視覚と無意識の筋肉活動が起こります。

似たような性質をもつのは、交通量の多い中を通ったり、知らない場所を歩きながら、会話をしたり、物思いに耽っているときの「無意識の視覚」です。そのような場合、彼は周囲に対して、はっきりとした意識的気づきをもっていません。それでも彼の体は、気づいているかのようにふるまいます。動いたり、止まったり、進んだり、曲がったり、障害物を避けたりします。それはまるで、彼の心が会話や思いにあるかわりに、安全に歩くことに向いているかのようです。この場合、心はいつでも感知したものに完全に気づける状態にあり、ときには実際に気づきます。しかし、その合間には、あるかないかの無意識の視覚、最小限の知覚で感知しています。

最後に、最も普通でありふれた種類の無意識の視覚があります。それはどんなときでも、感覚野の中で知覚のために選択していないすべての部分です。世界は膨大な数の物体で満たされています。しかし、ある瞬間に私たちの関心が向いているのは、それらのうち、ごく一部に過ぎません。視覚野全体から、私たちはたまたま興味をもった感覚与件《センサ》を選び、残りの部分は気にせず、知覚しないままにしておくのです。実際に注意を向けたり知覚したりすることを選択していない感覚与件《センサ》を選択することは、視野が正常であれば、生理学的にも心理学的にも常に可能なのです。このような無意識の視覚は、最終的には随意的なものです。もし意識的に見ないのであれば、それは単に見たくないからであり、見るのに適していないからです。

しかし、他にも無意識が不随意である場合があります。これは眼が感知しているものに心が気づかない場合です。このような場合、私たちは見ていますが、見えていません。これは、何も感知していないか、または感覚与件《センサ》が非常に曖昧で解釈できないせいかもしれません。しかし、いつもそうとは限りません。ときには感知がおこなわれ、感覚与件《センサ》は知覚に使うのに十分なほど、はっきり見えています。しかし、実際にはそれらは十分に使われていません。見たものは、理論的には見えるかもしれませんが、実際には見えていません。このような場合には、眼球と心に、ある程度の緊張がいつもあって、それがしばしば（第1には原因として、第2には結果として）習慣的な屈折のエラーに関連しています。このような緊張状態にある人の知覚されない感覚与件《センサ》は、多かれ少なかれ、ぼんやりして不明瞭です。それでも、それらは外部の物体の出現として、解釈され、知覚され得るのです。そのように解釈されず、知覚されないのは、緊張状態が、感知する眼と知覚する脳の間の障壁になるからです。

さて、感覚与件《センサ》は（ブロード博士が、得られた全ての証拠を検討して結論付けているように）、常に「記憶痕跡」を残し、それが後によみがえって記憶イメージを生み出す可能性があります。（これらの記憶痕跡、または「エングラム」[18]の性質については、まだ誰も何も知りません。それらは純粋に身体的なものかもしれないし、純粋に心理的なものかもしれないし、あるいは身体的で同時に心理的なものかもしれません。それらについて私たちが仮定して正当化できる唯一のことは、それらが存在し、好ましい条件の下では記憶イメージを生み出すことができるということです。）

視覚再教育を受けた人たちの経験は、次の仮説の証拠にさらに重みを与えています。それは、意識的な心で知覚されていないときですら、感覚与件《センサ》は痕跡を残し、それゆえに記憶されるということです。視力の悪い人がある物をちらっとフラッシングしたとき、まったく見えないことや、不鮮明にしか見えないことが、しばしばおきます。しかし、眼を背けて閉じれば、感知したものの記憶イメージを発見することが、よくあります。多くの場合、このイメージは極めて希薄なので、その存在はほとんど意識されていません。しかし、それを意識の中にもち出そうと切望する

18　エングラム：記憶が脳内で保存されるための痕跡を含む神経細胞集団。

のをやめて、ただその性質を無作為に推測すれば、その推測が正しいとわかることがよくあります。このことから、次のように結論づけられます。催眠術などの方法によって、意識的な「私」に結びついている心の緊張がゆるんだときに、感じたけれども見えていないものを思い出すことができます。

この最後の条件は、最も実用的な意味をもっています。これまで述べてきたように、緊張は、感知する眼と知覚する心との間の障壁になります。しかし、パーミングやサニング、スイングによって、緊張した視覚器官がリラックスすれば、その障壁は低くなります。最初のうちは、外部の物体について、感覚器官が取り込んだものを知覚できないかもしれません。眼を閉じているときに、感知の行為によって残された痕跡から生じる記憶イメージの性質を正確に推測することは、だんだん簡単になってきます。

よい教師は、実際に見えたのではなく単に感じたことの記憶のイメージを、意識の中に呼び覚ますのを助けることができます。子供たちは、年長者ほど自意識が高くないので、そのような教師の提案や励ましに敏感に反応します。例えば、子供が、普段は見えない距離からドミノや印刷された文字や言葉などを、見せられたとします。彼はそれをちらっとフラッシングしてから眼を閉じて、「空中に手を伸ばして取る」ように言われます。子供は文字通りこの命令に従い、手を上げ、空っぽの手を閉じ、手を下げて開き、手のひらを見て、まるでノートから読んでいるかのように、正しい答えを出します。

ある程度、練習した後には、感知と知覚の間の障壁（視覚障害のある人には常に存在します）ははるかに低くなり、無意識の視覚（または感知によって残された記憶痕跡を通した復活）が意識的な視覚（または感知されたのと同じ瞬間に感じた知覚）に取って代わります。初期の段階では、感知する行為と知覚する行為の間には、たいていかなり長い間隔があります。何が見えたかを言えるまでに、数秒かかることもあります。緊張によって眼と心の間に入った心理的な障壁は、実際には低くなっていますが、まだ完全になくなってはいません。しかし、時間が経つにつれて、その間隔は徐々に短くなっていき、最後には、感知と知覚がほぼ同時におこなわれるようになります。

フラッシングの技術

フラッシングは、スイングと同じように、日常生活の中で練習することができます。視覚に障害のある人にとって、じっと見たいという誘惑は常に強いものです。それに抵抗して、代わりに、物をちらっと見てから、眼をそらしたり一瞬眼を閉じたりして、感じたことを思い出す習慣を身につけましょう。看板や店先は、歩いたり、車やバスで通り過ぎたりするときに、フラッシングを練習する最適な材料となります。素早いフラッシュで世界を見ているときには、気楽な気持ちでいましょう。スイングのときは、世界を過ぎ行くままにまかせ、それを詳しく知ろうと努力しないのと同じように、フラッシングのときには、人は見ることへの過度に不安な欲求を取り払い、ただ見えていることに満足したらいいのです。最初に外側の物体が見え、次に内側の記憶イメージが見えます。内側のイメージが外側の物体と一致して、2度目に近づいて見たときのようであればよいのです。もしそれが一致せず、ただのぼやけたものであれば、それもまたよいでしょう。競争や賞の獲得、試験合格の精神で見ることほど、不都合なことはありません。意識的な「私」の努力は、その目的を打ち砕いてしまいます。見ようとするのをやめたときに、見えるようになるのです。

気楽なフラッシングは、その目的のために特別に設定された期間中のドリルによって補足されるべきです。これらのドリルで使用するものは、かなり小さく、単純で、輪郭がはっきりしていて、親しみやすいものでなければなりません。ここでは例として、ドミノのセットを使った効果的な手順をいくつか紹介します。

【ドミノ・フラッシング（1）】

- 少しの間パーミングをして、眼をリラックスさせます。
- ドミノを1つ、無造作に手に取って腕の長さにもっていき、眼で素早く見たら、すぐに眼を閉じます。

たとえドットがはっきりと見えなかったとしても、それらは感知された可能性が高く、感知は記憶イメージとして蘇る痕跡を残しているでしょう。

- 眼を閉じたままで、ドミノの上半分をどう覚えているか自分の中で言ってみて、それから下半分を言います。
- 眼を開けて、必要ならばドミノを近づけて、自分の推測を確認します。推測が正しければ、いいでしょう。もし間違っていても、いいでしょう。
- 別のドミノを取って、もう1度始めましょう。

もっと複雑なやり方は、次の通りです。

【ドミノ・フラッシング（2）】

- 12個のドミノを取って、テーブルの端に沿って1列に並べます。
- ドミノの前に、ちょうどよく見えるぎりぎりのところに座ります。
- 列に沿って眼を左から右にスイングし、できるだけ早くドミノのドットを数えます。（これによって、固定化された眼と注意が慣れない速度で動くので、とても役立ちます。）
- それから眼を最初のドミノに戻し、まぶたを閉じて、上半分のドットの数と下半分のドットの数をそれぞれ挙げます。

・眼を開けて、自分の推測を確認します。
・次に、もう1度、列全体を数えてから、2番目のドミノに眼を戻してフラッシュし、眼を閉じて、ドットの数を挙げます。
・列の最後まで、数えることとフラッシングを続けます。

あなたの眼が近視で、近距離以外が見えにくい場合は、最初は楽に見える距離でこのドリルをおこなってください。その後、後ろに下がって繰り返してください。ドミノに慣れることで、精神的な危険がなくなり、もっと遠くが見やすくなります。このようにして徐々に見える範囲を広げることができます。

遠くを見るのが簡単で、近くの点だけが難しい場合には、このプロセスを逆にする必要があります。ある程度離れたところから始めてください。その後、近づいて、もう1度ドリルをやり直します。

第12章　切り替え（シフティング）

これまでの章で説明したエクササイズは、主に心と眼球の動きを促進するために設計されていますが、間接的には、中心視の技術を教えるのにも役立ちます。これによって眼と注意を一定の動きに保つことを学び、精神的・身体的に凝視する悪いクセが以前より少なくなると、もっと直接的な中心視の手法に安全に進めるようになります。しかし、その手法はまだ完全に直接的ではありません。私たちが常に1つの小さな領域がそれ以外の部分よりもはっきり見えるという事実に気づけるまで、連続的に集中して見るための技術の簡単なレッスンを受けることをお勧めします。

スイングは眼と心にかなりの振れ幅で動くことを促し、フラッシングは動きの速さと解釈的な反応を教えます。今度は、小さな幅のちょっとした切り替え（シフティング）を教えることが必要になってきました。眼と心のこのちょっとした切り替えこそが、連続的で集中した注意力のある見え方を可能にするからです。前にも指摘したように、正常な視覚は絶え間ない小幅な切り替えなしには成り立たないというのが、眼の構造と心の性質です。

何かの対象物を連続的に注意深く見ているとき、視力が正常な人は、点から点へのほとんど気づかないほど小さな動きの連続で、眼と注意を無意識に切り替えています。逆に、視力の悪い人は、このような動きが極端に少なくなり、凝視する傾向があります。そのため、幼少期に無意識のうちに身につけたのに、その後失ってしまったちょっとした切り替えのやり方を、意識的に身につけていく必要があります。

分析的な見方

これをおこなうための最良の方法は、細心の注意を払って、検討したい対象を「分析的に見る」ことを学ぶことです。凝視するのではありません。対象物のすべての部分を同時に同じようにはっきりと見ようとするのを止めてください。その代わりに、断片的に見るように意図的に自分に言い聞かせ、それを構成しているすべての重要な部分を、1度に1つずつ、感じて認識しましょう。

例えば、家を見るときには、次のような感じです。

【分析的に見る】

- 窓や煙突、ドアの数に気づいてみましょう。
- 空を背景にそのシルエットの輪郭を眼で追いましょう。
- 軒のラインに沿って水平に、視線を動かします。
- 窓と窓の間の壁のスペースを上下に垂直に、視線を動かします。

この種の分析的な見方は、記憶力と集中力を向上させる目的で作られたすべての方法で推奨されています。見る人は、見たものの明確な概念を心の中に作れます。凝視して漠然とイメージを記録し、それに「家」という名前をつけるかわりに、分析的に見る人は、その家についての興味深くて重要な事実をいくつか伝えられるようになります。

例えば、1階には4つの窓と玄関ドア、その上には5つの窓、どちらかの端に煙突、そして瓦屋根があります。分析的な見方の結果として得られる、このような家の詳細な知識は、後で同じものを見たときに、視力を改善させる傾向があります。なぜなら、私たちには親しみのあるものが、最もはっきりと見えるからです。そして、ある物に対して概念的な知識が増えると、将来、その物を感知しやすくなる傾向が常にあります。

このように、眼と心を点から点へと連続的に移動させて分析的に見ることは、単にその場の視力を向上させるだけではありません。それはまた、対象物の概念的な知識を増やすことで、後になって視力を向上させ、より身近なものに見えるようになり、感知や認識がしやすくなります。

分析的に見るというプロセスは、文字や数字、広告のスローガン、親戚や友人の顔など、非常に身近なものにも有効に適用できます。このようなものをどんなによく知っていると思っていても、分析的な見方をすれば、それらをもっとよく知ることができることは、ほぼ確実にわかります。文字や数字を見るときには、その輪郭の上に眼を走らせてみてください。それらと接している背景や、それらの中に含まれている背景の細部の形を観察しましょう。ブロック体の大文字や大きな数字の角の数を数えましょう。これをおこなうと、眼と注意は小幅な切り替えをたくさんおこなうことになり、視力を向上させるでしょう。そして同時に、これまで認識していなかった多くの事実を学び、その知識は将来、よりよく迅速に感知するために役立つでしょう。

視力の弱い人は、仲間の人間と会話をしているときに、激しく硬直した凝視をする傾向があります。なぜなら、顔の表情の変化を観察することによって、私たちは、接する相手の思考や感情や性格について、貴重な情報をたくさん得ることができるからです。この情報を得るために、視力の弱い人は、自分の周りにいる人の顔を見ようと大変な努力をします。つまり、いつも以上に凝視するのです。その結果、凝視された人は不快感やきまり悪さを感じ、凝視した自分も視力をさらに低下させてしまいます。

治療法は分析的に見ることです。すべての部分を他の部分と同じようにはっきり見ようという無駄な希望をもって顔を凝視しないでください。その代わりに、あなたが見ている顔の上で、見る点を素早く切り替えます。眼から眼へ、耳から耳へ、口から額へというように。あなたは顔と表情の詳細が、よりはっきりと見えるようになるでしょう。同時に、あなたが見ている人には、あなたが凝視しているようには見えません。迅速でちょっとした切り替えにより、輝いて活き活きと動いている眼で、単にリラックスして楽に見ているようです。

連続的でちょっとした切り替えの習慣を養うには、日常の中で、近くでも遠くでも、長時間集中して見る必要があるときには、いつでも意識的に時間をかけて練習しましょう。また、特定のドリルがあり、その目的のために特別に設定した期間中に練習するのもよいでしょう。

「ものの見方」の教師たちは、かなりの数の切り替え（シフティング）ドリルを考案してきました。それらはすべて適切に練習すれば効果的です。ここでは、特によい1つの例だけを紹介します。それは、マーガレット・D・コーベット夫人（Mrs. Margaret D. Corbett）によって開発され、彼女の著書『眼をよくする方法』（*How to Improve Your Eyes*）の中で説明されています。

このドリルの練習に必要なのは、大きなカレンダーから切り離した一枚のシートだけです。そのページの上の方には、その月が大きく印刷されていて、前の月と次の月がかなり小さい字で下に印刷されています。このようなシートには、いろんな大きさの活字があるので、眼科医が視力

検査に使っている段階式スネレンチャートと、ほとんど同じぐらいの利点があります。連続した数字の列は精神的な危険を与えません。スネレンチャートには、不慣れなことや、視力検査のこのような道具を設計する人の心の中に常に存在する、混乱やだましの意図があるという欠点があります。カレンダーにはそうしたものはありません。目的は視力をテストすることではなく、視力を向上させることなので、最も身近で、したがって最も見やすく、自信をもって使えるものを使った方がよいでしょう。カレンダーは、これらの条件を完璧に満たし、スネレンチャートのような不愉快な連想をしないという利点があります。

ほとんどの子供や多くの大人は、眼を検査されることを嫌がり、検査されると緊張して普段よりも眼が悪くなってしまいます。その結果、彼らにとってスネレンチャートは、ある種の嫌悪感のオーラに取り囲まれてしまいがちで、そのために最も見えにくいものの1つになってしまうのです。だからこそ、スネレンチャートを視覚の自己教育のために使用してもよい人は、感情的に中立で、上の200-footの大きな文字から下の10-footの小さな文字まで、各行によくなじんでいる人だけです。これらの条件が満たされていないと、スネレンチャートは、すぐに不安と緊張の原因になります。優れた教師は、生徒の緊張の傾向に気づき、それを未然に防ぐための措置を講じます。したがって、優れた教師が視覚トレーニングの道具としてスネレンチャートを利用することは、常に安全です。ともあれ独習者は、他のトレーニング教材から始めた方がよいでしょう。

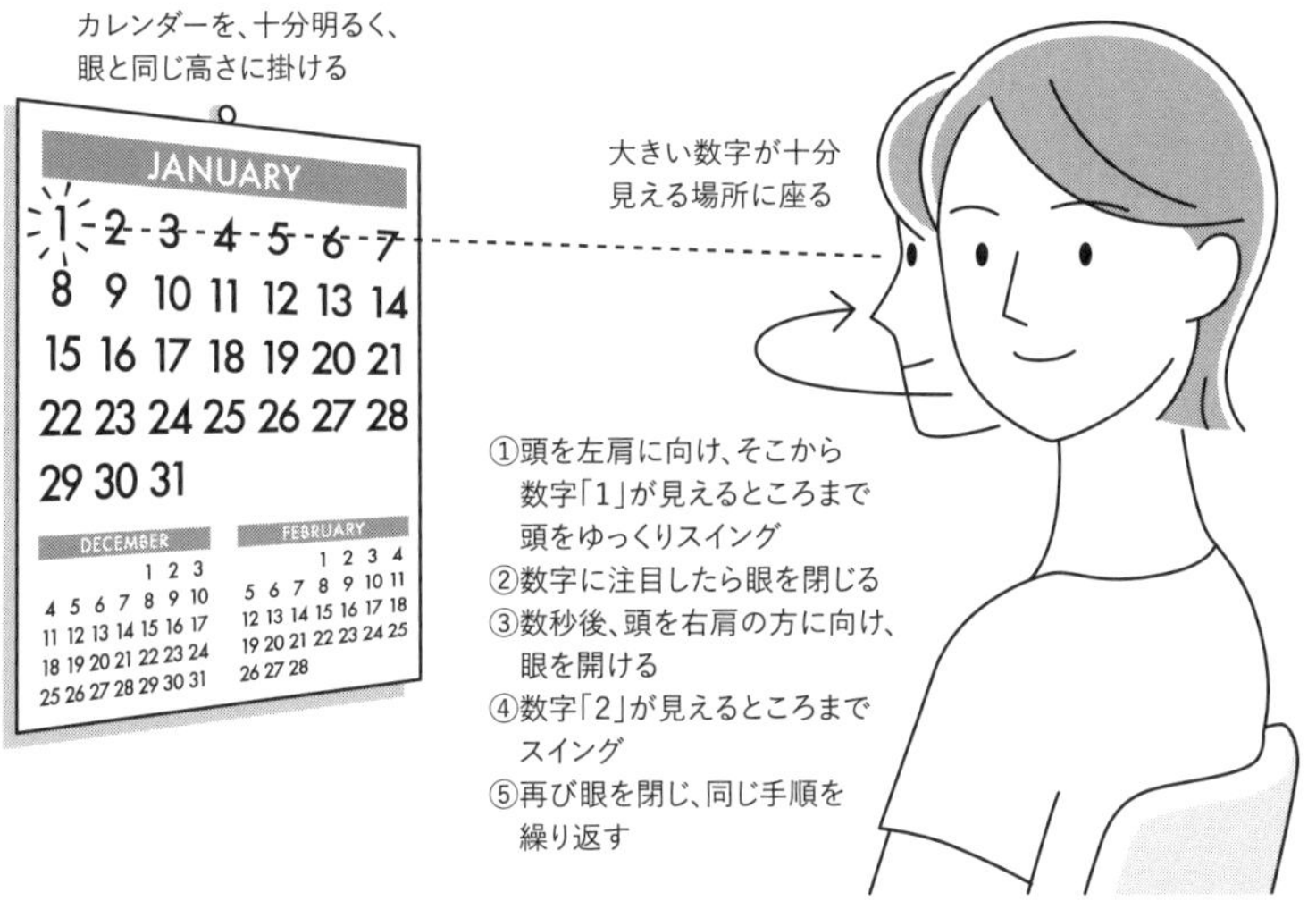
カレンダーを、十分明るく、
眼と同じ高さに掛ける
JANUARY
1 2 3 4 5 6 7
8 9 10 11 12 13 14
15 16 17 18 19 20 21
22 23 24 25 26 27 28
29 30 31
DECEMBER
FEBRUARY
大きい数字が十分
見える場所に座る
①頭を左肩に向け、そこから
数字「1」が見えるところまで
頭をゆっくりスイング
②数字に注目したら眼を閉じる
③数秒後、頭を右肩の方に向け、
眼を開ける
④数字「2」が見えるところまで
スイング
⑤再び眼を閉じ、同じ手順を
繰り返す

カレンダー・ドリル（1）

カレンダー・ドリル

カレンダーを使った作業では、ドミノ・ドリルと同じような方法で、凝視している心と眼を緩めることから始めます。

【カレンダー・ドリル（1）】

・カレンダーを壁に掛けて、座ったときに眼と同じ高さになるようにします。

直射日光や反射光、または（太陽が照っていない場合は）普通の昼間の光や強いランプによって、シートが十分に照らされるようにしてください。

（カレンダーの上の方には、その月が大きく、下の方には、前の月と次の月が小さい字で印刷されています。）

・カレンダーの大きい活字が難なく見える位置に椅子を置いて、座ります。

・少しの間パーミングしてから、始めましょう。

・頭を左に向けます。左肩越しに視線がいきます。ここから静かにゆっくりとスイングして頭を戻し、大きな活字のカレンダーの数字「1」の見えるところまで視線を戻します。

（スイングするときは、活字のすぐ下の余白に視線を送りましょう。）

・数字に注目したら、眼を閉じて深く楽に呼吸をして、動きのリズムを崩さないように少し頭をスイングします。

・数秒後、右の肩越しに見るように頭を右に向け、眼を再び開きます。

・数字「2」に眼が向くまで、スイングして戻ります。

・再び眼を閉じて左に向き、スイングして「3」に戻る、というように続けます。

選んだ数字に向かってスイングするときは、活字のすぐ下の余白に、いつも視線を送るようにしてください。

印刷された文字や数字の背景のような白い面は、解釈する心に何の困難も与えず、緊張の原因にもなりません。したがって、活字のすぐ下の余白に沿って、見るところを移動していくと、心はリラックスした状態で目的に到達します。その結果、注意と眼は、急速で小幅な切り替えと中心視を、最高の条件でおこなえます。
1ヶ月間通した後、または時間のある限りやった後には、少しの間パーミングしてからドリルの次の段階に進みます。この手順では、前のエクササイズよりも、注意深く見ることを要求されるので、ふだんよりも息を止めたくなるのに気づくでしょう。練習している間は、その誘惑に抵抗し、意識的にやや深く呼吸しましょう。

【カレンダー・ドリル（2）】

- 大きな活字のカレンダーの「1」の数字をちらりと見てから、左下の小さな活字のカレンダーの対応する数字「1」に視線を落とします。一瞬だけ見たら、数秒間眼を閉じてリラックスします。
- 大きな活字のカレンダーの「1」の数字の上で、もう1度に眼を開き、それから右下の小さな活字のカレンダーの「1」に視線を落とします。楽でリラックスした状態で、再び眼を閉じ、呼吸を続けます。
- 次は大きな「2」の上で、再び眼を開きます。左下の小さな「2」に視線を落とします。眼を閉じて、呼吸して、大きな「2」の上で再び眼を開き、右下の小さな「2」に視線を落とします。
- もう1度眼を閉じて、呼吸して、他の数字でも同じように、月の終わりまで続けます。ドリルが退屈に感じたら、1週間か2週間分だけでもいいでしょう。

最初は、小さい活字の数字が見えにくいかもしれません。その場合は、長く見続けたり、見ようと努力したりしてはいけません。その代わりに、フラッシングの章で紹介した技術を使いましょう。小さな数字を、気楽にちらっと見て下さい。そして、眼を閉じている短い時間に、その数字の記憶イメージがあるかどうかに注意してください。小さい数字の不明瞭なイメージを探し出すとき、大きさ以外はまったく同じ大きい数字のはっきりした記憶が助けとなるでしょう。見えるべきだったものを知ることで、それが見えている自分にすぐに気づきます。最初は、おそらく無意識に、ぼんやりとしか感じられない何かの記憶のイメージとして。その後は意識的に、そしてよりはっきりと、感知した瞬間に見えていることに気づくでしょう。

少しの間パーミングをした後、次の段階のドリルに進みます。

【カレンダー・ドリル（3）】

- 眼を閉じて、1から31の間の数字をどれか考えてください。（たとえば「17」としましょう。）
- 眼を開けて、大きな活字のカレンダー上で「17」をできるだけ早く見つけます。次に、左の小さなカレンダー上で「17」を見つけます。
- 眼を閉じて呼吸します。
- 大きな「17」の上で再び眼を開き、右の小さな「17」に視線を落とします。

- 眼を閉じて呼吸します。
- 別の数字を考えて、同じことを10回ほど繰り返してください。

次のドリルでは、小幅の切り替えに戻り、文字や数字などの対象物の上で、非常に短いリズミカルなスイングを使って、体系的に練習することを学びます。

【カレンダー・ドリル（4）】

- カレンダーの大きな「1」を見てください。
- 最初に数字の上部に注意を払い、次に底部に注意を払います。
- もう1度、眼と心を上に移動し、そして再び底部に移動します。上に下に、2〜3回繰り返します。
- リラックスした状態で眼を閉じ、深く優しく呼吸をします。
- 再び眼を開き、大きな「2」の上で同じ手順を繰り返します。このように月の半分ぐらいまで、やってみましょう。
- 今度は小さな活字のカレンダーに視線を落とし、「1」から同じことをおこないます。（必要ならば椅子を少し近づけてください。）
- 数字の垂直方向の上下におこなうかわりに、左右の平行方向へスイングしたりして、変化をつけてみましょう。

• 数字だけでなく、「日」「月」「火」など曜日の文字にも取り組みましょう。

文字と数字は、私たちの人工的な世界の中で、きわめて身近で、はっきりと見ることが重要なものです。したがって、私たちがこれらの物体を見るときには、小幅な切り替えの習慣を獲得することが、特に望まれます。先ほど説明したスイング・シフトの意識的な練習によって、有益な自動性を獲得できるでしょう。文字や数字を見るときはいつでも、私たちは無意識で自動的に、小幅な切り替えを練習しています。これにより、眼と心は中心視せざるを得なくなり、その結果、感知と知覚がよくなり、そして感知と知覚の最終形、すなわち見通し（視覚）がよくなります。

見ることとの心の側面を扱う章では、この小幅なスイング・シフトの方法を、記憶と想像力の発達のための方法と組み合わせ、もっと価値あるものとする手順を説明します。しかし、前の段落で説明したような単純な形であっても、その手順は非常に効果的です。

これらのカレンダー・ドリルを練習していると、小幅なスイング・シフトを使うと視力が改善されることに、いつも感動させられます。最初に見たときにはぼやけてかすんでいた数字や文字が、上から下へ、あるいは横から横へと数回注意を切り替えると、はっきり見えてくるようになります。同じ方法を、通常の生活にももち込みましょう。はっきり見えない文字や数字が表れたときには、小幅なスイング・シフトを試してみると、明るく、より明確になってくるでしょう。

このような特殊なシフティングは、単純な規則正しいリズムの分析的な見方です。規則的なリズムのある動きは、数回繰り返すだけでも、常にリラックスします。これが、小幅なスイング・シフトが視力をよくするのに非常に効果的な理由です。残念ながら、このスイング・シフトをどんな種類の物にも用いるのは、実用的ではありません。数字や文字のように、小さく、はっきり区切られていて、完全に馴染みのある物では、スイング・シフトは簡単です。しかし、対象物が大きかったり、馴染みがうすかったり、不明瞭だったり、または動いている場合には、適していません。

その単純な理由は、既知の明確な目印やはっきりとした輪郭の境界線がないため、その間でシフトを繰り返すことができないからです。もうひとつの理由は、目印や境界線があっても、眼を1つのものから他のものへと行ったり来たり切り替えていくときに、眼がカバーしている領域は対象物全体の領域に比べて非常に小さいので、カバーしている領域の知識を高めても、全体の知識が必ずしも高まるとは限らないことです。

したがって、大きくて不明瞭で馴染みのない物体の場合には、反復的なリズムを使わず、迅速に分析的考察をするのが、もっともよい見る方法です。この分析的考察の有効性は、対象物の目立つ特徴を数えることによって高まります。そのような特徴がたくさんある場合は、正確さにこだわって数えないでください。重要なのは、正しい数を知ることではなく、そのような特徴が多数あり、注意を払わなければならないと実感することです。だから、最初の3つか4つだけを数えます。それから、残りの部分をざっと見て、総数を推測してみます。推測が正しいかどうかは気にしないでください。目標は、よりはっきりと見えることです。数えるふりだけでも眼と注意が刺激され、素早い小幅な切り替えをするようになり、中心視を続けていれば、その目標は達成されているでしょう。

さて、中心視を習慣化して自動的におこなう方法を学んだところで、この長い一連のエクササイズの最後の一歩を踏み出し、見ているもののほんの小さな一部だけが最もよく見えているという事実を、しっかりと意識しましょう。エクササイズを既にやっている多くの人は、既に気づきを得ているので、このステップは必要ないでしょう。物事を分析的に見たり、小幅なスイング・シフトを実践したりすることは、中心視を理解していないと難しいのです。

まだこの現象を観察したことがない人は、次の手順を実行すれば、緊張や努力をせずに、中心視が規則的におこることを確信できます。

【中心視（指）】

- 両手の人差し指を、顔から約60センチ離し、約45センチの間隔で立てます。
- 最初に右の人差し指を見てください。それは、視野の最も端に表示された左の指よりも、明確に見えます。
- 頭を回して、左指に注意を払ってください。すぐに右よりもはっきりと見えるようになるでしょ

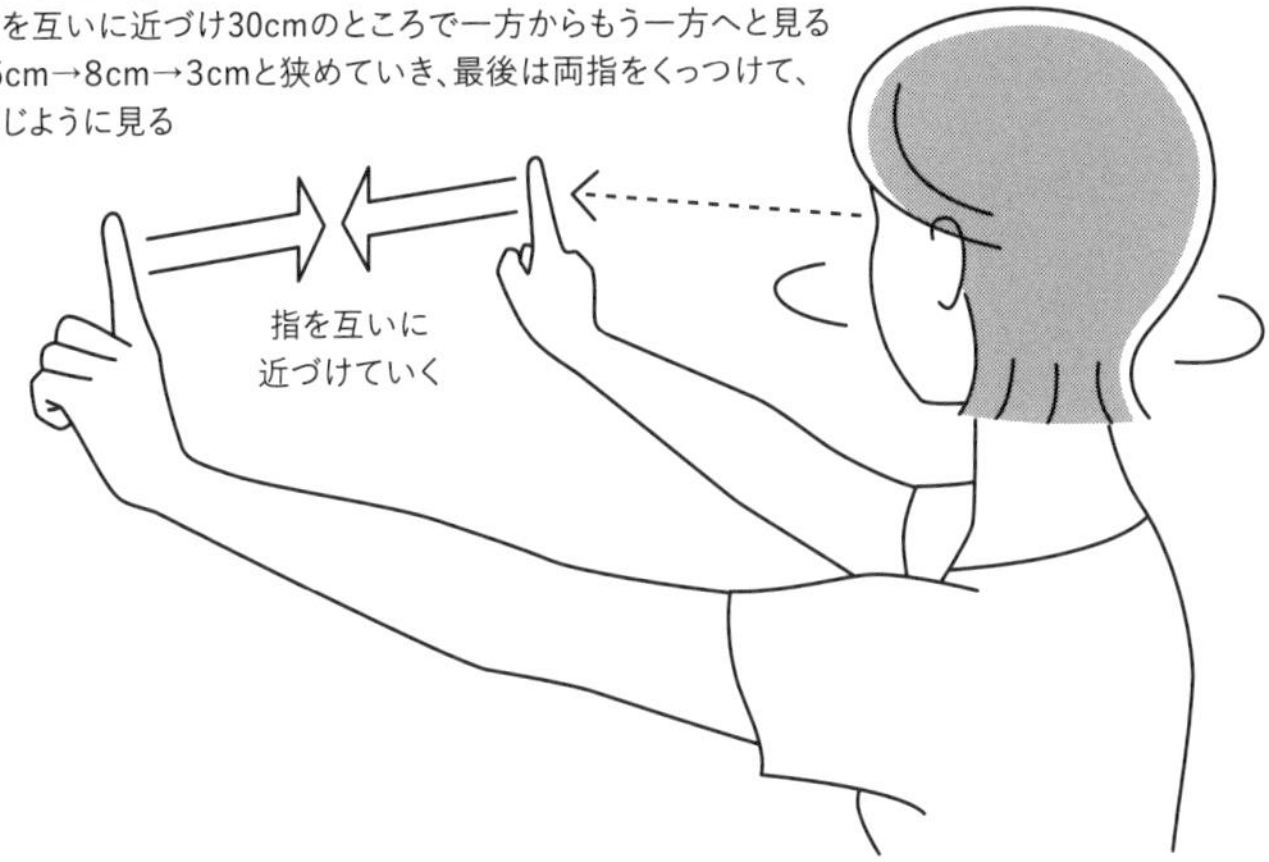
①頭を右の人差し指の方に向けて指を見る
②左の人差し指を見る

中心視（指）

う。

- 指を互いに近づけていき、30センチ離したところで、同じように一方からもう一方へと見ます。
- 次に15センチ、次に8センチ、次に3センチ、それから両指を実際にくっつけて、同じように見ます。
- どの場合も、眼で見て心が注意を向けた指は、もう一方よりもはっきりと見えるでしょう。

文字でも同じプロセスを繰り返しましょう。

【中心視（文字）】

- 新聞の一面の見出しの大きな「E」の文字でおこないます。
- 「E」の一番上の横線に注目して、他の2本の横線よりもはっきりと黒く見えることに気づきましょう。

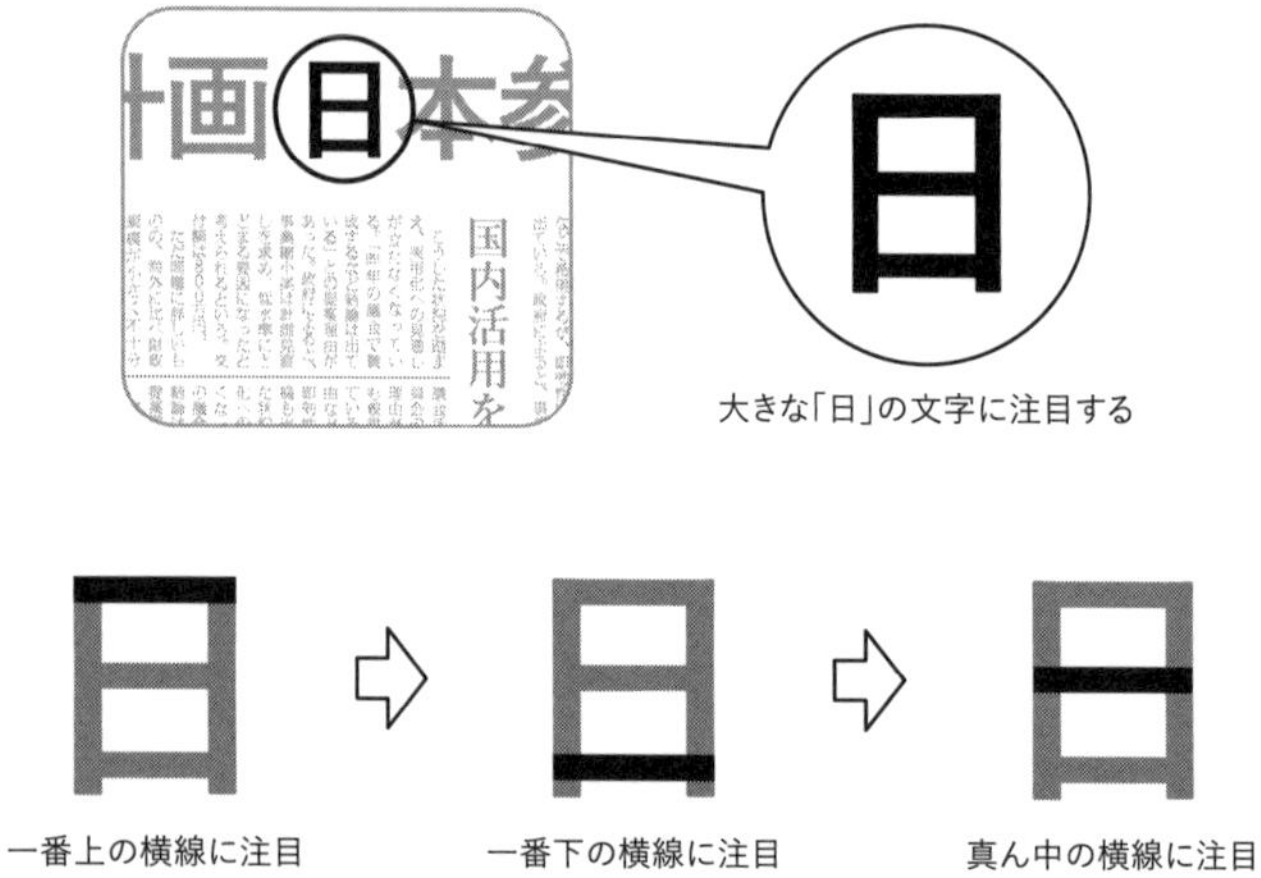

中心視（文字）。日本の新聞でおこなう

- 次に一番下の横線に注目して、今度はその横線が3本の中で一番はっきりしていることに注目してください。
- 真ん中の横線でも同じことをおこないます。
- 次に、少し小さな見出しの小さめのEを取り上げ、プロセスを繰り返します。

［日本語の新聞でも同じ子とができます。「日」の文字の横線に注目してみましょう。（イラスト参照）］

眼と心の凝視の古いクセがなくなっていたら、小さな文字であっても、実際に注意を向けている横線と注意していない横線との間には、かなりの違いがあることに気づくでしょう。時間が経つにつれて、12ポイント[19]や8ポイント

19　ポイント：文字のサイズを表す単位。1ポイント＝約0・35ミリ。

の小さな文字でも、上の部分と下の部分のはっきりした違いを観察できるようになります。視力が完璧であるほど、最大の明瞭さで見える領域は小さくなります。

中心視の事実を確かめるために、上のプロセスを逆にして、大きな文字のすべての部分や、友人の顔のすべての特徴を、同時に等しくはっきりと見ようと頑張ることもできます。その結果は、ほとんどすぐに緊張を感じ、視力の低下が起こるでしょう。身体的にも心理的にも不可能なことを、害もなくできるはずがありません。しかし、それはまさに、視覚障害のある人が自分の周りの世界を不安そうにじっと見ているときに、絶え間なくやっていることなのです。この事実と、眼と心が無数の連続した中心視をおこなったときだけ、よい視力が得られるというもうひとつの事実に、経験的に納得すれば、あなたはもう凝視したり、緊張したり、必死に見たりしようとすることはないでしょう。視力は、それを得るための努力によって獲得できるのではありません。視力は心と眼を、静かな覚醒状態、動的なリラックス状態に置くことを学んだ人に、やって来るのです。

第13章　見ることの心の側面

眼は私たちに、視覚の感覚的印象を与え、それは視力の原材料となります。心はこれらの原材料を受け取り、最終形として外界の物体の正常な見え方に仕上げます。

視力が正常でない場合、その障害の原因は、身体的なものと精神的なものという2つの主要なカテゴリーのどちらかに属しています。眼やそれにつながっている神経系が、事故による外傷を受けたり、病気にかかったりすると、視力の原材料の供給が断たれてしまいます。あるいは、生のままの感覚与件《センサ》の解釈者としての心の効率が、いろいろな心理的不適応のために損なわれることがあります。そうなると、眼の感覚器官としての効率も悪くなります。人間の心と身体は一体であり、心理的な機能不全は生理的な機能不全に反映されるからです。眼の生理的機能が損なわれると、眼が供給する原材料の質が低下し、その原材料をまとめあげる心の効率が悪くなっていきます。

伝統的な眼科医は、視力低下の症状を「貴重な松葉杖」である人工レンズで緩和することに満足しています。彼らは感知する眼だけに働きかけ、選択する心や、知覚する心、見る心を完全に無視しています。それはまるで、デンマーク王子のいないハムレットです。[20] 視覚障害に対する筋の通った真に病因的な治療では、見ることの心の側面を考慮しなければなりません。W・H・ベイツ博士とその後継者たちが開発した視覚再教育の方法では、原材料の提供側だけでなく、完成品の生産側にも注意が払われています。

心が上手に解釈するのを妨げる心理的要因には、知覚と視覚のプロセスに密接に関連するいくつかのものと、関連しないものがあります。後者には全ての否定的な感情が含まれ、眼を含めた体のあらゆる部分において、機能不全の原因となり、最終的には器質性疾患の原因となります。前者には、見るという行為に特に関連する、ある種の否定的な感情と、記憶と想像力のある種の機能不全、つまり感覚与件《センサ》の解釈者である心の効率をおとす機能不全が含まれています。

否定的な感情を回避や払拭する方法を扱うことは、この小さな本の範囲を超えています。私は、第I部で述べたことを別の言葉で繰り返すことができるだけです。意識的な「私」が、恐怖、怒り、心配、悲しみ、嫉妬、野心といった感情に過剰に悩まされているとき、心と体はおそらく苦

20 シェイクスピアの戯曲「ハムレット」において、主人公「ハムレット」はデンマーク王子。重要人物がいないことを例えている。

しいでしょう。一般に最も損なわれやすい重要な心身の機能の1つは、視覚です。否定的な感情は、ひとつには、神経系や腺系や循環器系に直接作用することによって、ひとつには、心の能力を低下させることになり、視覚機能を損ないます。人々が「怒りで盲目になる」というのは、文字通り真実です。恐怖により、世界が「真っ暗になる」とか、「ぐるぐる回っているように見える」かもしれません。心配で「無感覚」になって、適切に見たり聞いたりできなくなり、そして頻繁に重大な事故に巻き込まれることも真実です。

また、このような負の感情の影響は、単なる一過性で一時的なものではありません。心配や失恋や競争などの否定的な感情が強烈で長期化していると、そのせいで深刻な器質障害をおこすことがあります。例えば、胃潰瘍、結核、冠動脈疾患といったものです。これらの感情はまた、視覚器官や心や体の永続的な機能不全を引き起こします。それは、精神的な負担、神経と筋肉の緊張や、屈折異常の症状として現れます。したがって、正常な視力を望む人は、これらの有害な負の感情を避けたり、取り除いたりするために可能な限りのことをおこない、そしてその間に「ものの見方」を学ぶべきです。この方法により、眼と心への感情の悲惨な影響を、完全に、または部分的に元に戻すことができます。

見る行為とは直接結びつかない正常な視覚への精神的な障害について、とにかくこの場で言える有益なことは、これで全てと思われます。負の感情についての十分な議論や、それらに対処する方法については、精神科医、倫理学者、禁欲的で神秘的な宗教の著述家に頼る必要があります。

「ものの見方」への簡単な導入としては、私はただその問題に触れるにとどめ、先に進みます。

ここでは、実際の視覚のプロセスと密接に結びついている、正常な視覚に対する精神的な障害について考えなければなりません。視力が正常以下の人の見る行為に、習慣的に関連している、ある種の否定的な感情については、すでに述べてきました。光への恐怖と、その恐怖を追い出すための手段についても説明してきました。また、視力に対する貪欲さについて言及し、あまりにも多くのものをよく見ようとする過剰な不安のため、注意が誤って方向づけられたり、精神的、身体的に凝視したりすることにも言及してきました。そして、これらの悪いクセを変え、それらの原因となっている望ましくない感情を払拭するための手順について、非常に長い時間を費やしてきました。

次に、もうひとつの恐怖について考えてみましょう。それは、視覚障害に悩む人の心の中で、見る行為と密接に結びついていて、視覚機能障害を慢性化する原因となっています。ここでは、正しく見えないことへの恐怖について言及します。

この恐怖の系譜を辿ってみましょう。正常で自然な方法での「ものの見方」は、乳児期や幼児期に無意識のうちに獲得されます。その後、身体的な病気や、より頻繁には精神的な緊張のために、見るためのよい習慣が失われます。正常で自然な機能は、異常で不自然な機能に置き換えられます。心は解釈する能力を失い、眼の物理的な構造は歪み、最終的に視力が損なわれます。正常以下の視力からは、ほとんどの場合、ある種の慢性的な不安が湧き出てきます。見え方が悪いことに慣れている人は、次も見えないだろうと恐れています。多くの悩める男女の心の中で、この恐怖の予感は、正常な視力はもはや得られないという強い悲観的な確信に達しています。

このような態度は、そのような考えを抱いている人々の心と眼を麻痺させています。彼らは見るたびに、見えないのではないかと恐れているか、見えないことを事前に確信しています。その結果、彼らが見えないのは、あたりまえです。積極的な信仰は、山をも動かします。逆に、否定的な信仰は、藁をも摑めません。

見ることにおいては、心や心身の他の活動と同様に、私たちが適切に仕事をしているならば、気楽さと組み合わさった信頼の態度を養うことが肝心です。すなわち、仕事をする能力を信頼し、失敗する可能性を気にしないことが重要です。私たちは、適切な手段を使い、十分な忍耐力を働かせれば、いつか成功できると確信しなければなりません。そして、この時点で実際に成功しなかったとしても、がっかりしたり悩んだりしてはいけません。

無関心によって加減されていない信頼は、信頼の欠如と同じくらい悲惨なものかもしれません。成功すると確信していても、失敗するたびに悩んだり、侮辱されたりすると、信頼は否定的な感情の源になるだけで、それは失敗の可能性を高めていくからです。

視力が正常以下の人にとって、正しい心構えは、次のような言葉で表現されることがあります。「私は、視覚障害が改善できることを理論的には知っています。もし私が「ものの見方」を学べば、私自身の視力の問題を改善できると確信しています。私は今、見るときには「ものの見方」を練習していて、以前よりもよく見えるようになりそうです。しかし、もし私が期待しているほどよく見えないとしても、私は哀れに感じたり、悲嘆に暮れたりしないで、よりよい見え方がやって来るまで続けます。」

第14章　記憶と想像

以前の章で示したように、知覚の能力は、過去の経験の量、種類、有効性に左右されます。しかし、過去の経験は記憶の中にしか存在しません。したがって、知覚は記憶に依存していると言えます。

記憶と密接に関連しているのは想像力です。想像力は、記憶を新たな方法で組み替えて、過去に実際に経験したものとは異なる心の構造を作る力です。**感覚与件**《センサ》を解釈する心の能力は、記憶だけでなく、想像力の影響も受けます。

知覚と、それによる視覚が、記憶と想像力に依存する度合いは、日常的に経験していることです。記憶にないものよりも、なじみのあるものの方がはっきりと見えます。そして、感情的なストレスや興奮で、想像力がいつもより活発になっているときには、**感覚与件**《センサ》を解釈すると、外の世界に実際にある物のかわりに、想像上の物が現れることがよくあります。

年老いた縫子は、メガネがないと字が読めませんが、針に糸を通すのは裸眼で見えます。なぜでしょうか？　彼女は活字よりも針に慣れているからです。

正常な視力の人が本を読んでいるとき、その中に、見慣れない多音節の専門用語や、知らない外国語のフレーズが出てきたとします。これらの単語を構成している文字は、本の他の部分に印刷されている文字と、まさしく似ています。しかし、それらの単語は、明らかに見えにくいのです。なぜでしょうか？　それは、この本の他の部分は平易な英語で書かれているのに対し、読みにくい単語は、ドイツ語とか、あるいはロシア語、あるいは科学で使うグレコ・ラテン語の専門用語で書かれているからです。

一日中オフィスで仕事をしても眼がひどく疲れることのない男性が、美術館では1時間で疲れ切ってしまい、頭が割れそうな痛みを抱えて帰ってきました。なぜでしょうか？　それは、オフィスでは、彼は毎日見ているような言葉や図形を、規則正しいルーティンに従って見ているからです。それに対して、美術館では、すべてのものが見たことのない、新しい、風変りなものだからです。

また、蛇を怖がる女性の場合、他の人には明らかに長いゴムチューブに見えるものを、巨大な毒蛇と間違えてしまいます。彼女の視力は、視力検査表では正常です。それではなぜ、彼女はそこにないものが見えるのでしょうか？　それは、彼女の想像力では、蛇は怖い動物だというイメージが、古くから記憶に刻み込まれているからです。また、彼女の想像力の影響で、彼女の心はゴムチューブに結びついた感覚与件《センサ》を誤解してしまったために、彼女には毒蛇が鮮やかに「見えた」のです。

このような例は無数にあり、知覚と、それに基づく視覚が、記憶と少しだけの想像力に依存していることに、疑いの余地はありません。最もよく見えるのは、十分な記憶をもっているものや、それに類するものです。そして、これらの記憶が正確であればあるほど、すなわち、具体化された知識が徹底して分析的であればあるほど、（他がすべて同じでも）視覚はさらによくなります。実際、他の条件が同じでなくても、視覚がよりよくなることもあります。例えば、ベテランの顕微鏡学者は、彼が指導している学部1年生よりも、スネレンチャートで測った視力は悪いかもしれません。それでも、彼が自分の顕微鏡を覗き込んだときには、似たようなものを正確に記憶しているおかげで、初心者よりもはるかにはっきりとスライドを見ることができるのです。

知覚と視覚が、記憶により記録された過去の経験に大きく依存しているという真実は，何世紀にもわたって認識されてきました。しかし，私の知る限りでは，この真実の実用的で治療的な推論と呼べるものについて、真剣に考えた最初の人物は，W・H・ベイツ博士でした。彼は、「知覚と視覚が記憶に依存し、想像力にも少し依存していることを、視力の向上にどのように活用できるだろうか」という問いかけをした最初の人です。そして、彼はこの問題について、単純で実用的な答えをいくつも見つけるまで休むことなく考え続けました。彼の後継者たちも何年にもわたって同じ問題に取り組んでいて、彼らもまた、記憶と想像力に働きかけて視力を向上させるための方法を生み出してきました。ここでは、これらのうち、効果的ないくつかを紹介します。しかしその前に、最も神秘的な精神活動、「思い出す」ことの重要な特徴について、もう少し説明しておきましょう。

おそらく、記憶について最も重要な事実は、知覚や視覚との関係でいうと、記憶は緊張の下ではうまく機能しないということです。相手の名前を忘れて、思い出そうとして緊張し、思い出せなかった経験は誰にでもあることです。賢い人は思い出そうとするのをやめて、心が静かな覚醒状態にあるようにします。名前はふと意識に現れてくる可能性があります。記憶が最もよく働くのは、心が動的なリラックス状態にあるときのように思われます。

経験が多くの人に教えてきたのは、よい記憶力と心の動的なリラックス（体も同様に動的なリラックスを伴う傾向が常にある状態）との間には相関関係があるということです。

人々は、その事実を明確に系統立てて知っているわけではありません。しかし、無意識のうちにそれを知っているか、もっと正確にいうと、一貫して無意識に知っているかのように行動しているのです。何かを思い出そうとするとき、私たちは本能的に緊張を「手放し」ます。なぜなら、思い出す行為を無数に繰り返す中で、「手放す」という状態が、よい記憶に最も適していることを学んだからです。

見ることのような他の活動に関して、心と身体が緊張する悪いクセがあったとしても、多くの場合、思い出すために「手放す」という習慣は持続します。その結果、人々は思い出そうとし始めるとき、自動的で無意識のうちに、動的な心のリラックス状態になります。それは、記憶だけでなく、視覚にとっても、都合のよい状態です。このことは、何かをはっきりと思い出すという単純な行為が、ただちに視覚の改善をもたらすという事実（私の知る限り、ベイツ博士が初めて観察したものですが、必要な条件を満たす準備ができている人なら誰でも簡単に観察できます）を説明しています。

視覚障害が生じたいくつかのケースでは、心と体が極度に緊張しているために、思い出そうとしているときに「手放す」習慣を失っています。その結果、何かを思い出すことが、とても困難になるのです。ベイツメソッドの経験豊富な先生方の話によると、彼らのところに来た生徒たちは、ある出来事の10秒後に、見ていたものが文字だったか、数字だったか、絵だったのかを、思い出せませんでした。パーミングやサニング、スイング、シフトをして、眼と心が少しリラックスしたとたん、思い出す能力が戻りました。記憶できないことが、これらの不運な人々を不完全な視覚と愚かな状態に陥れていましたが、これらは心と神経がもたらす筋肉の高い緊張による機能不全という同じ根本原因に起因していたのです。

幸いなことに、このようなケースは一般的ではありません。心身の緊張が原因となった視覚障害、または緊張により悪化した視覚障害に悩まされている人の大多数は、思い出す行為をするたびに「手放す」というよい習慣を、日常の経験から無意識のうちに身につけ、今でも維持しています。だからこそ、ほとんどの人にとって、心身のリラックスの助けとして記憶を利用でき、また、心身のリラックスを通じて、視覚の助けとしても利用することが可能なのです。見え方に問題のある人は、例えば、印刷された文字を見ても、それがはっきりとは見えません。もし彼が眼を閉じて「手放し」、彼にとって思い出しやすいことを思い出し、それを鮮明にはっきりと思い出すならば、再び眼を開いたときに、見え方が明らかに改善されていることに気づくでしょう。「手放す」ことなく何かを鮮明に思い出すことはできないので、あらゆる物や出来事を思い出すという行為のあとには、視覚が改善します。たとえ、見たいと思ったものが、その瞬間にその人とまったくつながっていないとしても、そうなります。実際にここにある物や、過去に見た、それに似たような物の記憶であれば、思い出す行為は、視力を向上させるのに2重に効果的です。それは、心身に有益なリラックスをもたらすだけでなく、考察対象の物へのより多くの親しみをもたらす結果となるでしょう。

私たちは最もよく知っているものが、最もはっきりと見えるのです。したがって、見ようとしている物を、より身近に感じられるようにするあらゆる方法は、それが見えることを容易にします。その物やそれに似た別の物を思い出す行為は、それに対する親近感を高め、その結果、見え方を向上させます。このような事実があるからこそ、最も重要な記憶と想像のドリルのいくつかは、私たちが近くでも遠くでも常に見るように求められている、文字や図形の詳しい想起や視覚化に関係しているのです。

これらの予備的な説明を踏まえたうえで、今から説明する様々な方法が、読者にとって容易に理解できることを望みます。

視覚の補助としての記憶

私が分析的な見方と呼んでいる方法は、意図的な記憶で補うことで、価値を高めることができます。

【記憶イメージ】

- 前に説明した方法（第12章「分析的な見方」124頁参照）で、物体を見ましょう。点から点へと急速に注意を切り替え、輪郭に沿って、見ているものの目立った特徴を数えます。
- 眼を閉じて、緊張を「手放して」、今見たものの最も鮮明な記憶イメージを思い浮かべてください。
- 再び眼を開き、このイメージを現実と比べ、分析的な見方のプロセスを繰り返します。
- 眼を閉じて、もう1度、あなたが見たものの記憶イメージを呼び起こします。
- これを数回繰り返すと、眼を開けたとき、記憶イメージと視覚イメージの鮮明さと正確さが向上しているでしょう。

このように分析的な見方や、思い出すことを、日常の環境にある物で練習するとよいでしょう。例えば、生活や仕事をしている部屋の家具、いつも訪れる街頭の店・看板・木・家などです。これは3つのよい結果をもたらします。凝視のクセを変えて、中心視を奨励します。外的刺激に対して受動的で、動的にリラックスした状態（それだけで正確に思い出すことを助け、ついでに、はっきりした視力の助けとなります）に、自分を導いていきます。そして、最も頻繁に見る必要がある物への心の知識と親しみを増し、そうすることで、これらの対象物を見るという仕事を大幅に促進します。

これがすべてではありません。上で概要を述べた方法は、心とその感覚器官の間の適切な協調を教えるためにも有益です。私たちの多くは、あるものを見ながら別のことを考えている時間が多すぎます。例えば、木にぶつからないようにとか、バスの下敷きにならないように見ているだけだけれども、同時に多くのことを夢想しています。何を見たかという問いにはほとんど答えられず、多くのことを感じているけれども、意識的に知覚しているものはほとんど何もないのです。

このように心が眼から解離してしまうことは、視覚障害の大きな原因となります。特によくあるのは、夢想している人が眼を開けて座っていて、まばたきもせずに一点をじっと見つめている場合です。もしも夢想しなければならない場合には、眼を閉じて、心の目で、想像ででっち上げられた願望が実現されるエピソードに、意識的についていきましょう。

同様に、論理的に思考しているときには、検討中の問題とは関係ない外部の物体を見つめてはいけません。眼を開けている場合は、心の中で起こっている知的プロセスに関連したことをするために眼を使います。例えば、メモを書いて眼で読んだり、学習のために図を描いたりします。あるいは、眼を閉じたままにしておけば、眼を固定化する誘惑（精神的に集中しようと努力しているときに常に強い誘惑）に抵抗することができます。起こっている思考プロセスに関連した想像上の言葉や図、その他の構造物の上で、心の目を動かしてみましょう。心と感覚器官の解離の発生を防ぐことを、いつも目的とすべきです。眼が開いているときは、努めて見るようにし、見えているものを意識するようにしましょう。見たくなくて、夢を見たり考えたりしたいときには、夢や考えていることと眼を結びつけるようにします。心と眼を別々の方向に行かせると、視覚を損なう危険を冒すことになります。視覚は、物理的な感覚器官と、選択し知覚する知性との協力の産物であるからです。

文字の記憶を高める

良くも悪くも、読むことは今や文明人の主要な仕事の1つとなっています。簡単に読めないことは、近距離であっても遠距離であっても、現代世界では深刻なハンディキャップとなります。

読書の技術については、本書の後の章で詳しく述べることにしましょう。ここでは、あらゆる文学と科学の基本的な構成要素であるアルファベット26文字と10の数字の視力を、記憶と想像の力を動員して向上させる手順を説明します。

視覚障害者の再教育を引き受けた教師が発見した不思議な事実の1つは、非常に多くの人が、アルファベットの文字のイメージを、はっきりと脳にもっていないということです。大文字は、ほとんどの人に馴染みがある文字です。それはおそらく、幼児が最初に読み方を練習するのは大文字だからでしょう。しかし小文字は、毎日何百回と見ているにもかかわらず、あまりにも不完全な形でしか覚えていないので、それを正確に再現したり、単語の記述の中から与えられた文字を認識したりするのを、多くの人が難しいと感じています。このように幅広い人々が文字の形を知らないことは、前の段落で述べた眼と心の解離を示す有力な証拠です。

この読書の問題では、私たちは貪欲な目的達成主義者であるため、この仕事を最も効果的に達成するための心身的な手段を考えるのをおろそかにしています。それだけでなく、読書の経験全体が依存している外部にある客観的な手段、すなわちアルファベットの文字についても、考えるのをおろそかにしています。読書のすべてを構成する文字に、完全に親しむことなしには、読む力の向上は望めません。ここでもまた、分析的な見方と思い出す行為を組み合わせることが課題です。

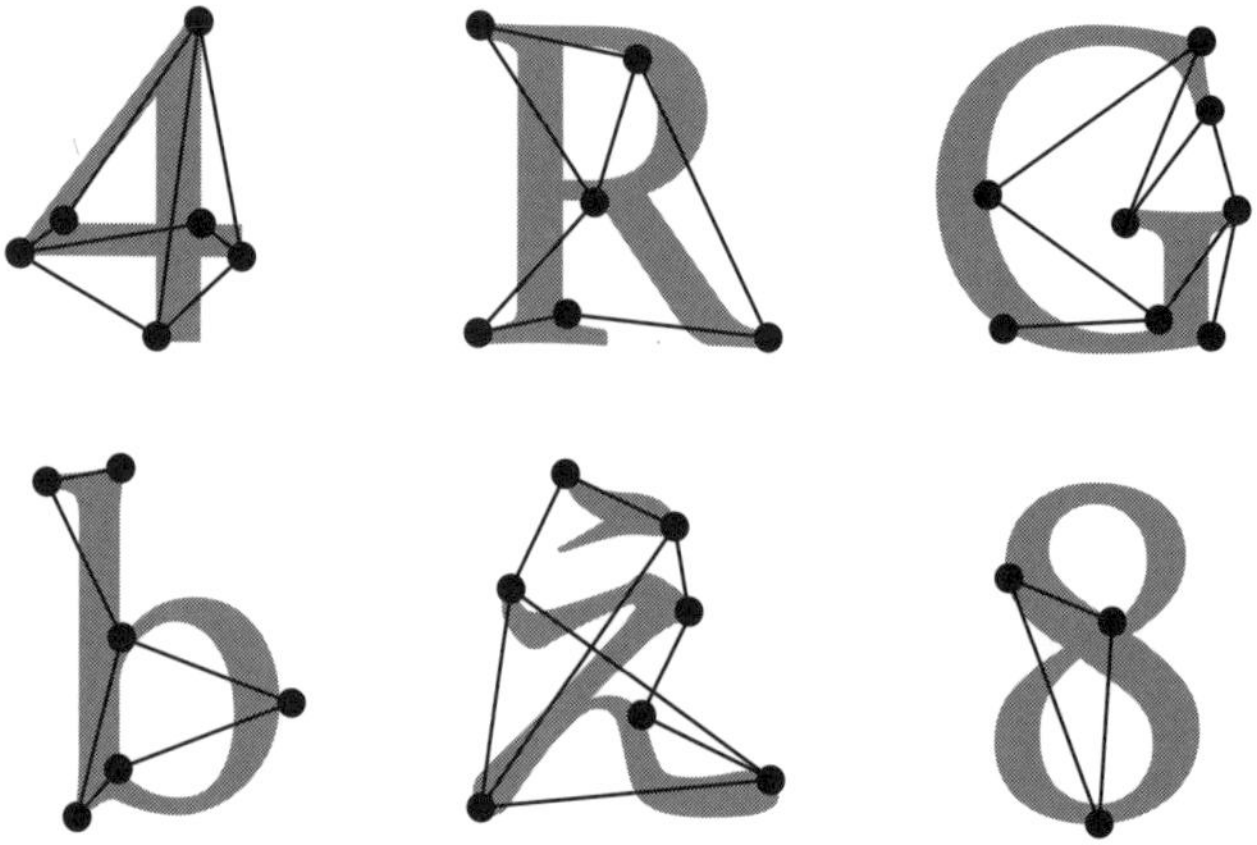

文字の観察（1）

【文字の観察（1）】

・文字を観察しましょう。視線を固定するのではなく、楽に、そして1つの点から1つの点へと急速に注意を移動させせます。

・眼を閉じて、緊張を「手放して」、見えたものの記憶イメージを呼び起こします。

・再び眼を開けて、あなたの記憶の正確さを点検して下さい。

・記憶イメージが完全に正確で、明瞭で、はっきりするまで、このプロセスを繰り返してください。

・すべての文字に、もちろんすべての数字にも同様に、同じことをしてください。

この練習は、あなたが全ての文字を完璧に知っていると思っていても、ときどき繰り返すとよいでしょう。記憶力は常に向上させることができます。その上、記憶するという行為はリラックスをもたらします。このリラックスは、よりよい記憶から生じる親しみやすさの向上と結びつき、常に視力を向上させるでしょう。

文字を見るとき、その形に慣れるためには、黒い印刷だけでなく、何よりも文字の周りや文字の中にある白い背景にも注意を払うとよいでしょう。文字や数字の周りや中にあるこれらの白い領域は、好奇心をそそられる印象的な形をしているので、心はそれを知ることを楽しみ興味をもつことで、容易に記憶します。同時に、空白の背景を考えると、その背景の上の黒いマークを考えるよりも、心の緊張が少ないようです。文字を見るときには、背景を意識せずに単なる直線と曲線の黒い線のパターンとして見るよりも、紙の白さを邪魔するものと考えた方が、見やすいことが多いのです。

この分析的な見方と記憶で文字に慣れるプロセスは、想像力を体系的に使うドリルで有効に補うことができます。

【文字の観察（2）】

- 前と同じように文字を調べ、その周りや内側の背景の形に注意を払いましょう。
- 眼を閉じて、緊張を「手放し」、その文字の記憶イメージを呼び起こします。

その文字の周りや中の白い背景が、実際に見たときよりも白いことを意図的に想像します。雪や、陽の光を浴びた雲や、磁器のように白いと想像します。

・再び眼を開けて、もう1度文字を見ます。
先ほどと同じように背景の形から背景の形へと視線を切り替え（シフト）、眼を閉じた状態で想像したのと同じぐらい白く見えるように、これらの形を見ようとします。

しばらくすると、このようなよい錯覚が簡単にできるようになるでしょう。これに成功すると、プリンターのインクの黒が対照的に黒く見えるようになり、視力がかなり向上します。

ときどき、気分を変えて、黒い文字そのものに、似たような方法で想像力を使うことができます。


【文字の観察（3）】

・カレンダーの前に座って、最初に数字や文字の上部に注意を払い、次に底面に注意を払います（または、最初に左側に注意を払い、次に右側に注意を払います）。
・数回繰り返した後、眼を閉じて、「手放して」、数字や文字の記憶イメージに対して同じことを続けます。
・次に想像の中で、上と下、または左と右の2つの点の黒さを濃くしてください。
・それが役立ったら、墨をつけた細い筆でこれらの点を塗ると想像しましょう。
・一方の黒い点からもう一方へ、視線を何回か切り替えます。
・眼を開けて、実際の文字の上部と底面、または左右の側面にある黒い点を見てみましょう。

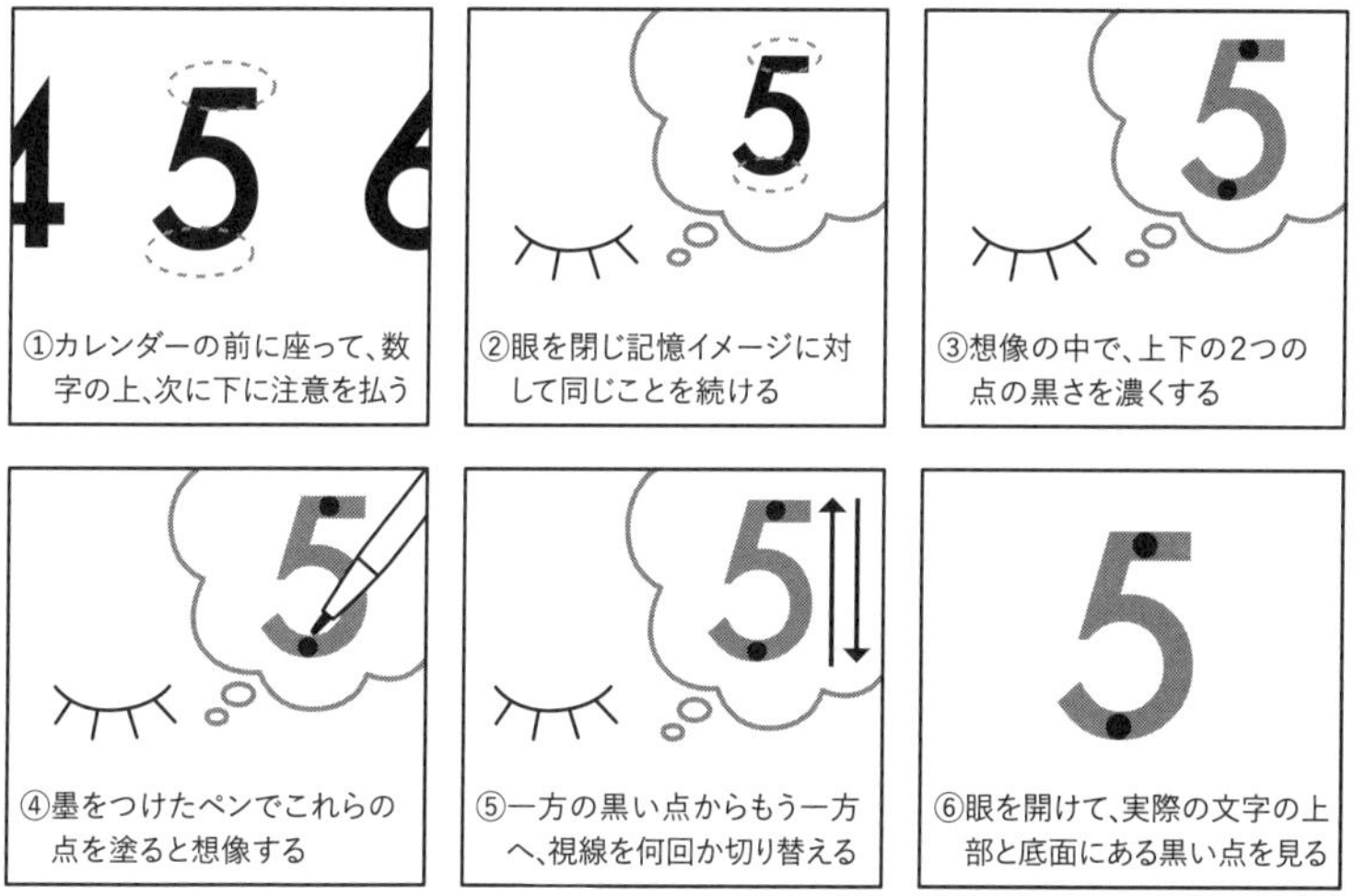
①カレンダーの前に座って、数字の上、次に下に注意を払う
②眼を閉じ記憶イメージに対して同じことを続ける
③想像の中で、上下の2つの点の黒さを濃くする
④墨をつけたペンでこれらの点を塗ると想像する
⑤一方の黒い点からもう一方へ、視線を何回か切り替える
⑥眼を開けて、実際の文字の上部と底面にある黒い点を見る

文字の観察（3）

中心視のおかげで、文字や数字の注目している部分は、他の部分よりもはっきりと見えるので、これは難しいことではありません。しかし、その部分が、中心視で見えるよりももっと黒いと想像してください。

これができると、文字全体が以前よりも黒く見えるようになります。その結果、もっとはっきりと見えるようになり、のちにより明確に思い出せるようになります。

最初は想像の中で、次に現実で、実際よりも白い部分から、実際よりも白い別の部分へ視線を切り替えます。そして、文字の黒が濃い点から、文字の反対側の別の黒が濃い点へ切り替えます。この2つの手順は、視力を向上させるのに特に役立ちます。本の印刷や遠くの看板や掲示にぼやけの兆候が見られる場合には、（でき

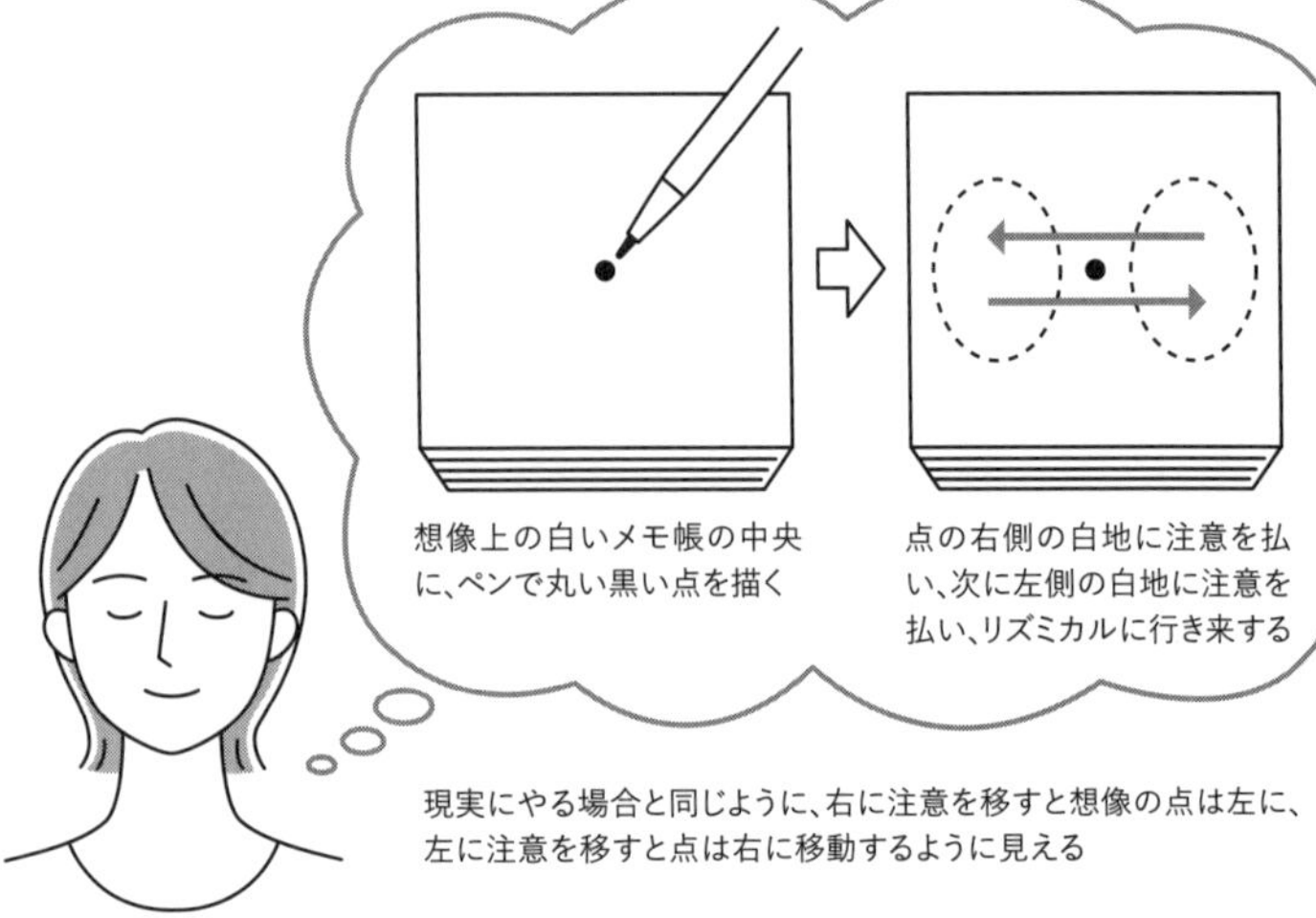
想像上の白いメモ帳の中央に、ペンで丸い黒い点を描く
点の右側の白地に注意を払い、次に左側の白地に注意を払い、リズミカルに行き来する
現実にやる場合と同じように、右に注意を移すと想像の点は左に、左に注意を移すと点は右に移動するように見える
スイング・シフト（1）

ればパーミングやサニングと共に）この方法を使うといいでしょう。

想像力を伴う他の手順も、視覚教育での価値が証明されています。最初の3つは、小幅なスイング・シフトによく似ていて、実際にスイング・シフトなのですが、もっぱら精神的な種類のものです。

【スイング・シフト（1）】

- 書き物をする机に座っていて、あなたの前に分厚い白いメモ帳があると想像してください。
- 想像の中のままで、ペンか細い筆を取り、それを墨汁に浸し、1枚目の紙の中央に丸い黒い点を描きます。
- 次に、点の右側に隣接する白い背景に注意を払い、それから左側に隣接する白い背景に注

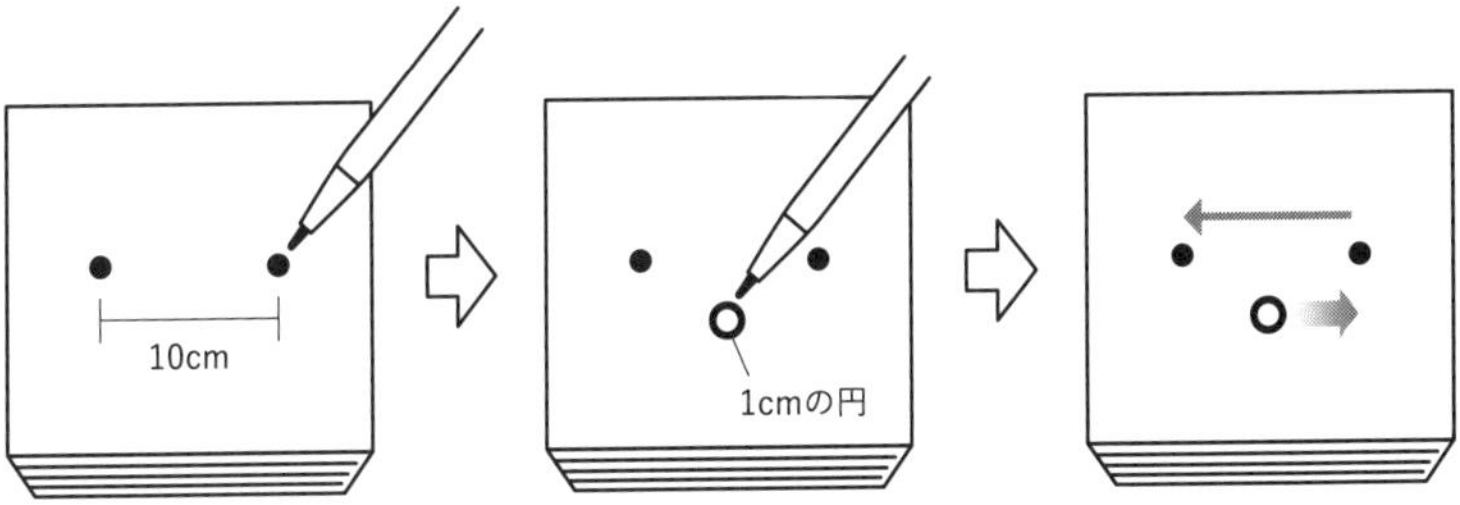

想像上の紙に、2つの点を描く

2点の中間から約2.5cmさがったところに、円を描く（この円はとても黒く、その中の白い空間はとても白いと想像する）

心の目を、右の点から左の点に移し、その動きをリズミカルに繰り返す（円は、注意の方向とは反対の方向に動く）

スイング・シフト（2）

意を払い、リズミカルに行き来してスイングしながら繰り返します。

・現実にやる場合と同じように、右に注意を移すと想像の点は左に、左に注意を移すと点は右に移動するように見えます。

1つの点の方法を、必要に応じて以下のバリエーションで使うこともできます。

【スイング・シフト（2）】

・想像上の紙の別のシートに、2つの点を約10センチ離して描きます。

・2点の中間から約2・5センチさがったところに、直径約1センチの円を書きます。この円の輪郭はとても黒く、その中の空間はとても白いと想像してください。

・それから心の目を、右の点から左の点に移し、

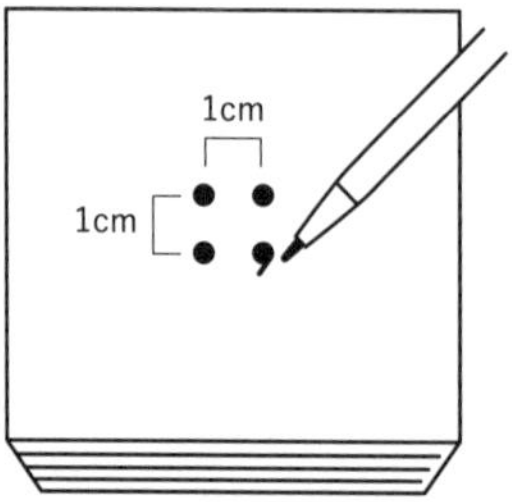

想像上の紙に、巨大なコロン(:)を描き、その右隣に、同じ比率のセミコロン(;)を描く

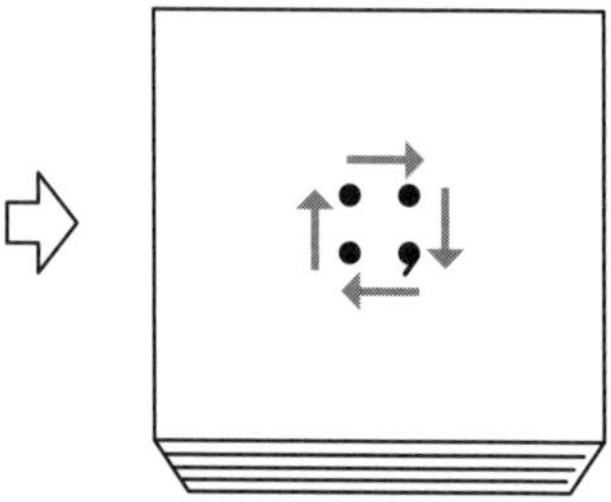
コロンの上の点→セミコロンの上の点へ→セミコロンのコンマ→コロンの下の点へと、リズミカルな注意の切り替えを繰り返す(句読点の集まりは、注意の方向と反対の方向に動く)

スイング・シフト(3)

その動きをリズミカルに繰り返します。円は、注意の方向とは反対の方向に動くでしょう。

次に、想像の中で別の紙を取って、次のようにおこないます。

【スイング・シフト(3)】

・想像上の紙に、約1センチ間隔の2つの大きな点からなる巨大なコロン(:)を描き、その隣の約1センチ右に、同じ比率のセミコロン(;)を描きます。

・コロンの上の点からセミコロンの上の点へと、注意を切り替えます。

それから下に移って、セミコロンのコンマへ、そして左に移りコロンの下の点へ。

このリズミカルな切り替えを繰り返し、3つの丸い点とコンマからなる4角形を回ります。

・心の目が右に移動すると、句読点の集まりは左に移動するように見えるでしょう。注意が下に行くと、上に行くように見えます。左に移動すると、見かけ上の動きは右になります。そして、最初の出発点に向けて上がると、点は下がるように見えるでしょう。

これら3つの手順は、小幅なスイング・シフトと想像力ドリルの長所を組み合わせたものです。心が十分にリラックスすると、句読点の記憶イメージを動員し、それを単純なパターンに組み立てられるようになります。そして、注意（ひいては身体の眼）は、小幅なスイング・シフト（3番目の手順において、分析的な考察のリズミカルなバージョンとなるシフト）がいつでもできるようになります。

次の手順は、スペイン人でベイツ博士の後継者であり、この方法に関する本や様々な記事の著者であるR・アルナウ（R. Arnau）博士によって考案されました。

それは一種の想像上のシフト・スイングです。しかし、身体的な調節器官が、通常のスイング・シフトとは異なる方法で関与しています。

【シフト・スイング】

・親指と人差し指の間に、ゴムか針金の丈夫なリングをもっていると想像してください。
それは、何もしないときには、その円形の形状を保持できるぐらい十分に硬く、押しつぶすと

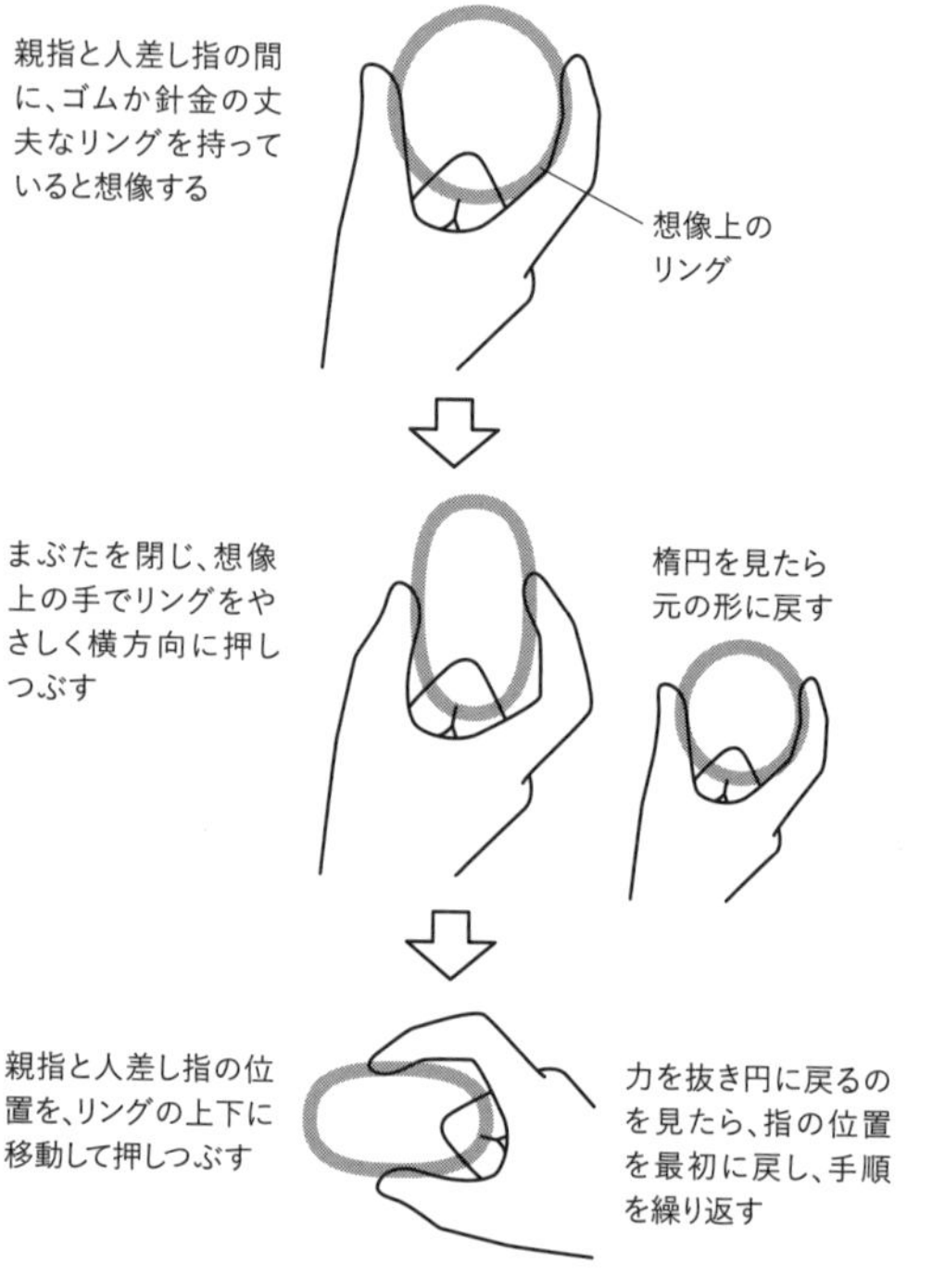
親指と人差し指の間に、ゴムか針金の丈夫なリングを持っていると想像する
想像上のリング
まぶたを閉じ、想像上の手でリングをやさしく横方向に押しつぶす
楕円を見たら元の形に戻す
親指と人差し指の位置を、リングの上下に移動して押しつぶす
力を抜き円に戻るのを見たら、指の位置を最初に戻し、手順を繰り返す

シフト・スイング

楕円形になるぐらい十分に弾力があります。

・まぶたを閉じて、この架空のリングを見て、心の目をその周りに走らせます。

・想像上の手でリングをやさしく横方向に押しつぶし、垂直方向が長い楕円形に変形させます。

・この楕円をちょっと見てから、指の力を抜いてリングをもとの円形に戻します。

・今度は、親指と人差し指の位置を、リングの側面から上下に移動して押しつぶします。リングは、水平方向が長い楕円形に歪みます。

・圧力を抜いて、楕円体が円に再び戻るのを見て、親指と人差し指の位置をリングの側面に移動します。

・この手順を10回から15回リズミカルに繰り返します。

円が縦長の楕円に、縦長の楕円が円に、円が横長の楕円に、そして横長の楕円が円にと、連続的に変形していく様子を想像しながら見ているとき、生理的に何が起きているのかを正確に言うのは難しいことです。しかし、眼の中と周りで感じる感覚から、かなりの筋肉の調整と再調整が、この可視化のサイクルを通して継続的におこなわれていることは間違いありません。主観的には、これらの感覚は、注意を遠くから眼のすぐ近くの点に急速に移動させて再び戻すときに経験する感覚と、同じように思われます。なぜ遠近調節の器官がこれらの条件の下で働くのかを理解するのは容易ではありません。しかし、事実はそのように見えることに変わりありません。このドリルは、すべての視覚障害に役立ちますが、近視の場合には特に有用であることが経験的にわかっています。

もうひとつの優れた手順は、心と体の協調のエクササイズで、想像力のドリルでもあり、小幅な切り替えでもある「鼻書き」です。

【鼻書き（1）】

• 楽な椅子にゆったりと座り、眼を閉じて、鼻の先に長い鉛筆をつけていると想像しましょう。

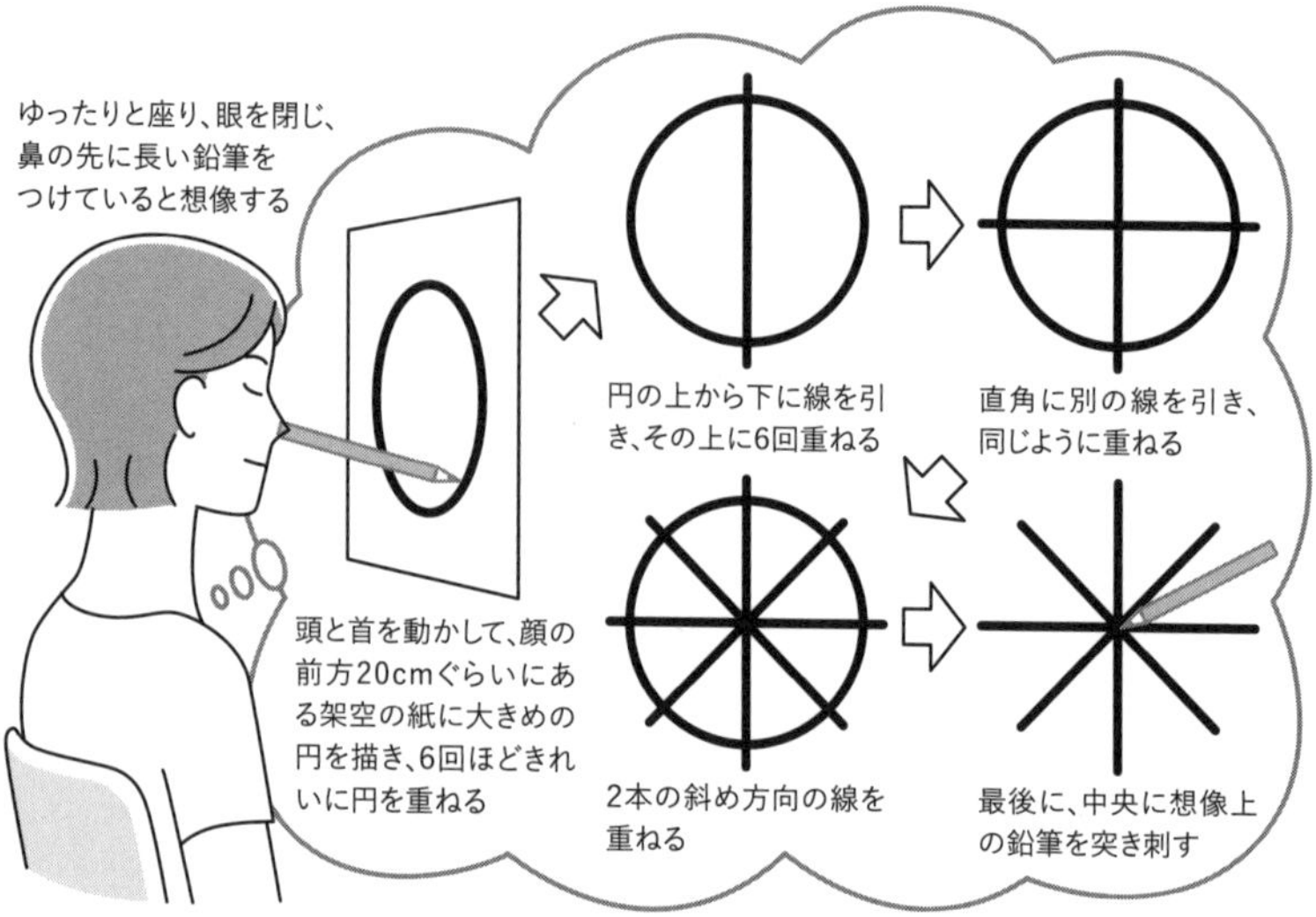
ゆったりと座り、眼を閉じ、
鼻の先に長い鉛筆を
つけていると想像する
頭と首を動かして、顔の
前方20cmぐらいにあ
る架空の紙に大きめの
円を描き、6回ほどきれ
いに円を重ねる
円の上から下に線を引
き、その上に6回重ねる
直角に別の線を引き、
同じように重ねる
2本の斜め方向の線を
重ねる
最後に、中央に想像上
の鉛筆を突き刺す

鼻書き（1）

（エドワード・リア[21]の愛好家の方は、彼の「ドング（Dong）」の絵を思い出すでしょう。）
• この道具をもって、頭と首を動かして、顔の前方20センチぐらいにある架空の紙に（または、鉛筆が白ならば架空の黒板に）、延長された鼻で画きます。
• 大きめの円を描くことから始めましょう。頭と首の動きのコントロールは、手のコントロールと比べると完璧ではないので、この円は、あなたの想像の目には確かに少し角張っていて不均等に見えるでしょう。
• これを6回ほど、太くなった円周が見栄えよくなるまで、丸く、丸く、重ねてみましょう。

21　エドワード・リア：Edward Lear（1812–1888）イギリスの画家・詩人。『ナンセンスの絵本』等を出版。面白い挿絵を付けた作品を発表した。

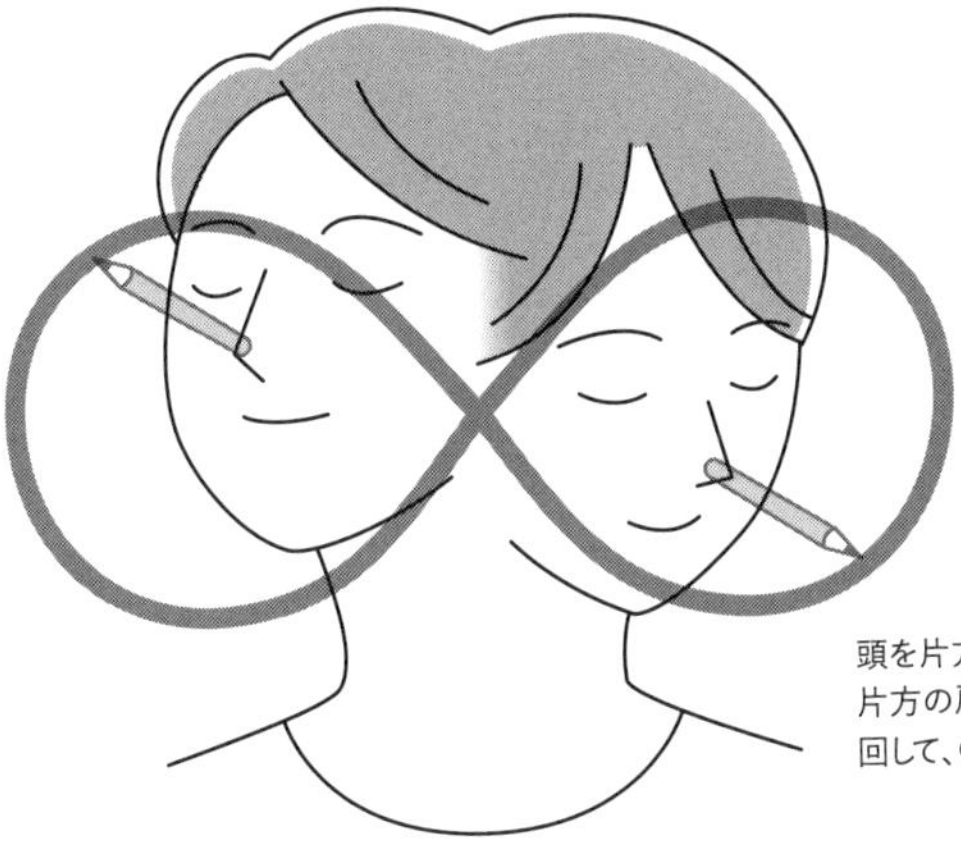
頭を片方の肩からもう
片方の肩に優しく楽に
回して、∞を描く

鼻書き（2）

- 次に、円の上から下に線を引き、その上を6回繰り返します。
- 最初の線と直角に横線を引き、同じようにします。

これで、円の中にセント・ジョージの十字架［＋］が入ります。

- その上に2本の斜め方向の線を引いて、セント・アンドリューの十字架［×］を重ねます。
- 最後に、4本の線の中央の合流点に想像上の鉛筆を突き刺して、完成です。

【鼻書き（2）】

- 走り書きした紙をちぎります。

（黒板に白で描くのが好きなら、布でチョークを拭き取ると想像してください。）

- 頭を片方の肩からもう片方の肩に優しく楽に回して、大きな無限大の記号（8の字を横に倒した形∞）を描きます。

・これを十数回繰り返しながら、心の目が想像上の鉛筆とともに移動するときに、連続的に繰り返される図形が一致するのか、それていくのかに注意を払いましょう。

【鼻書き（3）】

・黒板をもう1度拭くか、別のきれいな紙を用意して、今度は文字を少し書いてみましょう。

・自分の署名から始めます。

あなたの頭と首はぎこちなく動いているので、アルコール依存症の人の署名のように見えてしまいます。しかし、練習すれば完璧になります。

・新しい紙をとって、もう1度始めましょう。これを4、5回繰り返します。

他にも気になる言葉やフレーズがあれば書いてみましょう。

上で説明した他の手順のいくつかと同様に、これらのドリルは、ずいぶんとばかげて幼稚でみっともないように思われるかもしれません。しかし、そのことは重要ではありません。重要なのは、それらが役立つことです。少し鼻書きをして、そのあと数分間のパーミングをすると、緊張した心と凝視する眼の疲労を和らげるのに、驚くべき効果があります。鼻書きや本書に記載されている他の手順によって育まれた、正常で自然な機能が習慣的で自動的になると、この一時的な改善は永久的なものになります。

心と体は1つの統一体を形成しています。したがって、記憶や想像といった精神的なプロセスは、思考の対象に合わせた体の動きによって促進されるのです。すなわち、単に記憶したり想像したりするかわりに、考えている事柄を実際におこなっているように動くことが助けになります。例えば、文字や数字を思い出したり想像したりするときには、親指と人差し指を合わせて、その文字を書いてみるとよいでしょう。あるいは代わりに、鼻書きで書いてみてもいいでしょう。また、もっとリアルなジェスチャーがお好みなら、架空のペンを手に取り、架空のノート上で記号をなぞるという方法もあります。

体の助けを借りるには、言葉を使うこともできます。文字を思い出したり想像したりするときに、その名前を唇で形にしたり、声に出してみましょう。話し言葉は、私たちの思考プロセスのすべてと密接に関連します。そのため、口や声帯の動きに慣れ親しんでいると、その動きが生み出す明瞭な音で表されるもののイメージを自動的に呼び起こす傾向があります。

その結果、言葉を声に出して発音したときには、何を読んでいるのかが、常にわかりやすくなります。めったに読書をしない人や、少し難しくてあまり読まない人たち、例えば、十分な教育を受けられない人たちや、子供は、このことを本能的に知っています。目の前のページにある見慣れない記号に対する視覚を研ぎ澄ますために、習慣的に音読をするのです。

視覚障害者は、いわば、その障害のために文化的に不利な状態にある人たちです。どんなに優れた学習能力をもっていても、印刷された言葉は彼らには解読困難です。そうであるならば、彼らは「ものの見方」を再び身につけながら、初めて学ぶのと同じように、読んだ言葉を唇で形成し、指で指し示すようにしなければなりません。

発話の器官の動きは、それに関連した言葉の聴覚や視覚のイメージを喚起します。記憶と想像力が刺激され、心は、解釈、知覚、および見る仕事をより効率的におこなうようになります。

一方、指している指は（特に、見ている言葉の下をほとんど気づかずに移動している場合）、眼を集中させて、最もはっきり見える小さな領域を急速に移動させるのに役立ちます。

自分なりの方法や、自分の目的のためには、子供は極めて賢明です。病気や機能不全によって、私たちが読書に関して子供のレベルまで低下してしまったとき、私たちはこの本能的な知恵を利用することを恥じるべきではありません。

第15章　近視

視力障害に悩むすべての人は、これまでの章で説明した「ものの見方」の基本的な技術を練習することで、利益を得ることができます。本章とそれに続く章では、これらの基本的な技術を、近視、遠視、乱視、斜視に悩む人のニーズに合わせて適応させる方法を示します。また、病気、遺伝的な特異性、そして何よりも機能不全の様々な症状に、特に効果的な新しい方法について説明します。

近視の原因

近視は、ほとんどの場合、後天的な状態であり、幼少期に出現します。それは、学童が強制されている近距離での勉強の結果であると考えられます。すべての文明国では、一定期間内におこなわれるこのような勉強の量を減らし、教科書の文字を大きくし、学校の照明条件を改善するために、大きな努力がおこなわれてきました。これらの改革の効果は、まったく期待外れです。今日では、近視は昔に比べて、さらに一般的になっています。

このような悲惨な状況には、主に3つの原因があるように思われます。第1に、学校の環境条件を改善しようとする試みが、ある面では十分な成果を上げられなかったことです。第2に、他の点では、実施された改革は見当違いのものでした。そして第3に、改革者たちは、視力低下の心理的理由をほとんど完全に無視してきました。それを無視したことは、特に子供の場合には深刻です。

改革者たちは、よい照明とは何かということについては、まだ十分成功していません。ラッキーシュ博士は、ある課題において照明の強度を1から100フートキャンドル（1076ルクス）まで上げるにつれて、眼の負担は少なくなり、筋肉神経緊張が低下することを、実験により示しました。彼はより高い照度での実験はしませんでしたが、照度を1000フートキャンドル（10764ルクス）までさらに上げると筋肉神経緊張が低下し続けると仮定するのが、妥当だと考えています。

ところで、よく整備されて照明のついた現代的な学校に通う子供は、勉強をするのに200ルクスの照明が与えられれば、とても幸運だと思うでしょう。多くの学校では、わずか100

ルクスとか、50ルクス程度しか与えられていません。十分な光が与えられれば、多くの少年少女が近視から救われるだろうと信じるに足る理由があります。現在の状況では、見る習慣が最も完璧な子供たちだけが、視力器官に負担をかけずに学校生活を送ることができると考えられます。しかし、緊張は機能不全の主な原因であり、多くの子供たちにとって近視を意味しています。

改革者たちは、照明を改善しようとする試みにおいては、まだ十分成功していません。学校の本のタイポグラフィを改善しようとする試みでは、もっと間違った方向へ行ってしまいました。はっきりとした緊張のない見え方のためには、最もよい活字は必ずしも字の大きさが大きいものではありません。大きな活字は、非常に読みやすいという偽りのイメージをもっていることは事実です。しかし、読みやすそうだからこそ、眼と心を誘惑します。彼らは、この読みやすい活字の行全体を、同時に同じくらいの明瞭さで見ようとします。中心視が失われ、眼と注意の移動が止まり、凝視の習慣が生まれ、そして視力は改善されるどころか、実際には低下します。

よく見えるためには、活字は大きすぎず、かなり太く、文字の黒色と背景のコントラストが強いものが最適です。このような活字に向かうときには、心と眼は、（大きすぎる字の）過剰な読みやすさによって起こる、もっと多くのものをもっとよく見ようとする誘惑にかられることはありません。そのかわり、小さな文字は、中心視と動的なリラックス状態で読むことを促します。

実際にベイツ博士は、視力障害の再教育のために、できるだけ小さい活字を使用していました。彼は生徒に、ダイヤモンド活字（プリンターで設定できる最小の活字）[22]を読ませていただけでなく、カメラでしか読めないような極小の縮小印刷も与えていました。眼と心が完全に動的にリラックスした状態にあり、完全な中心視で見ているときでなければ、このような極小の活字を読むことはできません。

見え方に深刻な問題を抱えた人でも（私の個人的な経験からの話ですが）、よい先生の指導を受ければ、極小活字で印刷された文字を読める状態になります。その結果、眼精疲労などの疲れがなくなり、他のものも一時的によく見えるようになるのです。

教師なしで極小活字を扱うのは簡単ではなく、軽率な熱狂者は間違った方法で取りかかってしまうかもしれません。したがって、ここではこの手順の詳細な説明はしません。ここでこのことに言及するのは単に、大活字とよい見方の相関関係は、学校の本の設計者たちが一般的に想像しているような自明のことではないと示すためです。

学童が視力に問題をもつようになる心理的な理由を無視していると、改革者たちの努力は、少なくとも部分的には、必ず失敗します。仮に学校の照明が見違えるほど改善されたとしても、たとえすべての入門書や教科書に可能な限り最高の活字が使われていたとしても、多くの子どもた

22　4・5ポイントの活字。

ちが近視やその他の視覚障害を発症することは、疑う余地がないでしょう。

子どもたちがそうなるのは、退屈していることが多く、ときには怯えているからです。また、長時間座ったまま、ほとんど無意味と思われるものを詰め込むために読んだり聞いたりして、難しいだけでなく無意味な課題を強いられるのが嫌いだからです。さらに、競争心と非難や嘲笑への恐れが、多くの子供たちの心に慢性的な不安を助長し、眼や見ることに関連する精神的な機能だけでなく、有機体のあらゆる部分に悪影響を及ぼします。

新しい数学の公式が黒板に刻まれるたび、またクラスでラテン語の文法の新しいページを学習したり、地図上の新しい特徴を勉強したりする課題が課せられるたびに、関係するすべての子供たちは、まったく見慣れないものに、近づいて集中した注意を払うことを余儀なくされています。それらは、特別に見にくいもので、最良の見る習慣をもつ人にさえ、眼と心にある程度の緊張を与えるのです。

約70％の子供たちは、無神経でバランスが取れているので、視覚的な不運に出会わずに学校に通うことができます。残りの子どもたちは、近視やその他の視力障害を抱えたまま教育の試練を乗り越えています。

悪い視力の心理的な理由のいくつかは、おそらく学校から排除することができません。それらは、子供たちを1つの集団にして、しつけや本の学習を押し付ける過程そのものに内在しているようです。その他の理由は、意志と知性の絶妙な組み合わせによってのみ取り除くことができます。（例えば、すべての教師が天使や天才になるまで、各世代のかなりの数の子供たちが怯えたり退屈したりするのを、どうやって防ぐつもりでしょうか。）

しかしながら、目が悪くなる原因のなかで、確実に簡単に取り除くことができる分野がります。それは、子どもたちが見慣れないものを見なければならないという状況が、絶え間なく繰り返されることによって引き起こされる、眼と心の緊張を緩和することです。この目的を達成するためのとても単純な技術は、ベイツ博士が考案したもので、米国の様々な地域の学校で何年間か使われて成功してきました。これらの学校の管理運営に変化があったことと、組織的な正統派の圧力によって、ベイツ博士が提案した実践法は、徐々に放棄されていきました。このことは残念です。子供たちの視力を維持するのに実際に役立ったという証拠があり、さらに、その実践は誰かに害を及ぼすことは絶対にない性質のものであったのに本当に残念です。

見慣れないものを絶えず見ることで緊張が生じるのを和らげるために、ベイツ博士が実施した方法は非常に単純でした。それは、スネレンチャートを学校の目立つ場所に吊るしておくだけでした。そして、子どもたちに、黒板や地図、文法や幾何学の本のページを見るのに苦労したときには、チャートに完全に馴染んだら、しばらくの間それを見続けるようにと、指示しました。なぜなら、チャートは昔からの友だちなので、子どもたちはその段階的に並んだ文字を見るのに苦労しなかったからです。読むことは、子どもたちに自分の力を新たに信じさせ、見知らぬものや見慣れないものに集中的な注意を払わなければならないことによる緊張を和らげてくれました。

子どもたちは、新たに得た自信とリラックスした気持ちを強くして、それから自分の仕事に戻ると見る力が格段に向上していることに気づきました。

スネレンチャートには、これまで見てきたように、ある種の欠点があります。そのため、前の章で説明したような、大きな市販のカレンダーで代用することをお勧めします。また、視力が落ちたり疲れがたまったりしたときには、学校の教室に通常掛けられている掲示物や標語の1つに目を向けるように、子供たちに指示してもよいでしょう。必要なことは、単語や文字、数字に完全に馴染んでいることです。親しみやすさによって、親しんでいないことの弊害が中和されるのです。

この方法は、学校の部屋に限定されるべき理由はありません。見慣れないものを見たり、見慣れた要素の奇妙な組み合わせを見たりするような集中した作業をしなければならない部屋では、カレンダーや、その他の完全に覚えている印刷物は、家具に加えて価値のあるものです。よく知っている単語や数字を、分析的に、または小さなスイング・シフトで見ると、初期の緊張は、急速に緩和される可能性があります。ときどきパーミングをして、できればサニングもしてください。そうすれば、初期の緊張が、疲労と視力の障害にまで進む理由がなくなります。

再教育の技術

無関係ではないのですが、脱線が長くなりました。ここで、近視の人を正常な状態に再教育する手順の考察に戻りましょう。より深刻なケースでは、かなりの改善を達成するには、有能な教師の助けが必要になるでしょう。しかし、誰もが「ものの見方」の基本的な規則に従うことで、利益（しばしば多大な利益）を得ることができます。特に、これらの規則が、近視の特別なニーズに適応される場合にはそうです。

パーミングについては、近視の人はできるだけ頻繁に長い時間練習するべきです。眼を閉じて覆っている間、心の目が近くから遠くまでのかなりの距離を見渡すような景色やエピソードを選んで思い出すと、価値が倍増するかもしれません。私たちのほとんどが1度は、鉄道橋の上に立って、列車が風景を横切って近づいたり離れたりするのを見たことがあるでしょう。このような記憶は、近視の人にとって、非常に有益です。近視の狭い世界から飛び出し、遠くへ飛び込むように、心を刺激するからです。同時に、心と密接な関係にある遠近調節装置が、無意識のうちに働くようになります。

慣れ親しんだ道を通って近づいてくる友人、野原を駆け抜ける馬、川を下る船、バスの発着など、このような奥行きと距離の記憶はすべて貴重なものです。ときには空想で作られた光景で、補うことも有益かもしれません。このようにして、ビリヤードのボールを、ものすごく長いテーブルで転がしている自分を想像したり、大きな湖の氷の上に石を投げて、それが遠くへと飛んでいくのを見ている自分を想像することができるでしょう。

サニングやスイングには、近視の人に対する特別な修正は必要ありません。凝視の悪い習慣を治し、可動性と中心視を養うために考案されたドリルも、修正なしでおこなうことができます。ただし、カレンダー・ドリルについては、近視の人のニーズに合わせて次のように変更するとよいでしょう。

【カレンダー・ドリル　近視向け（1）】

- カレンダーの大きな数字が一番見やすい距離で、椅子に座りドリルを始めます。
- 最初は両眼で一緒におこない、それから（パッチかハンカチで片眼を覆って）片眼ずつおこなってください。
- 片方の眼が他方の眼よりもうまく感知できない場合は、そちらを多めにおこないます。
- 疲労を避けるために、ドリルの合い間にパーミングをおこないます。見づらい方の眼は、パーミングの時間を長めにします。
- 数日後、眼と心がメガネの助けを借りずにある程度見ることに慣れてきたら、椅子をカレンダーからさらに30〜60センチ離れたところに移動させ、ドリルを繰り返します。

緊急時や、車の運転や人混みの中を歩くときのように、自分や他人に危険が及ぶ可能性があるときには、まだメガネを着用しなければなりません。数週間後には、物がはっきりと見える距離を、大幅に伸ばすことができるようになるはずです。

近視の人は、近くの点から遠くの点へ焦点を変えることを、たくさん練習する必要があります。このために、壁にかかっている市販のカレンダーと同じ型の小さなポケットカレンダーを入手してください。

【カレンダー・ドリル　近視向け（2）】

- 1ヶ月が大きな字で印刷されていて、下には前の月と次の月が小さな字で印刷されているカレンダーを壁にかけます。同じ型の小さなポケットカレンダーを用意します。
- ポケットカレンダーを眼の前に数インチのところでもち、大きな字で印刷された月の「1」の字をちらっと見ます。
- その後、眼を離し、壁掛けカレンダーの大きな字で印刷された月の「1」の字を見つけます。
- 眼を閉じてリラックスします。
- 続きの数字についても同じようにおこないます。

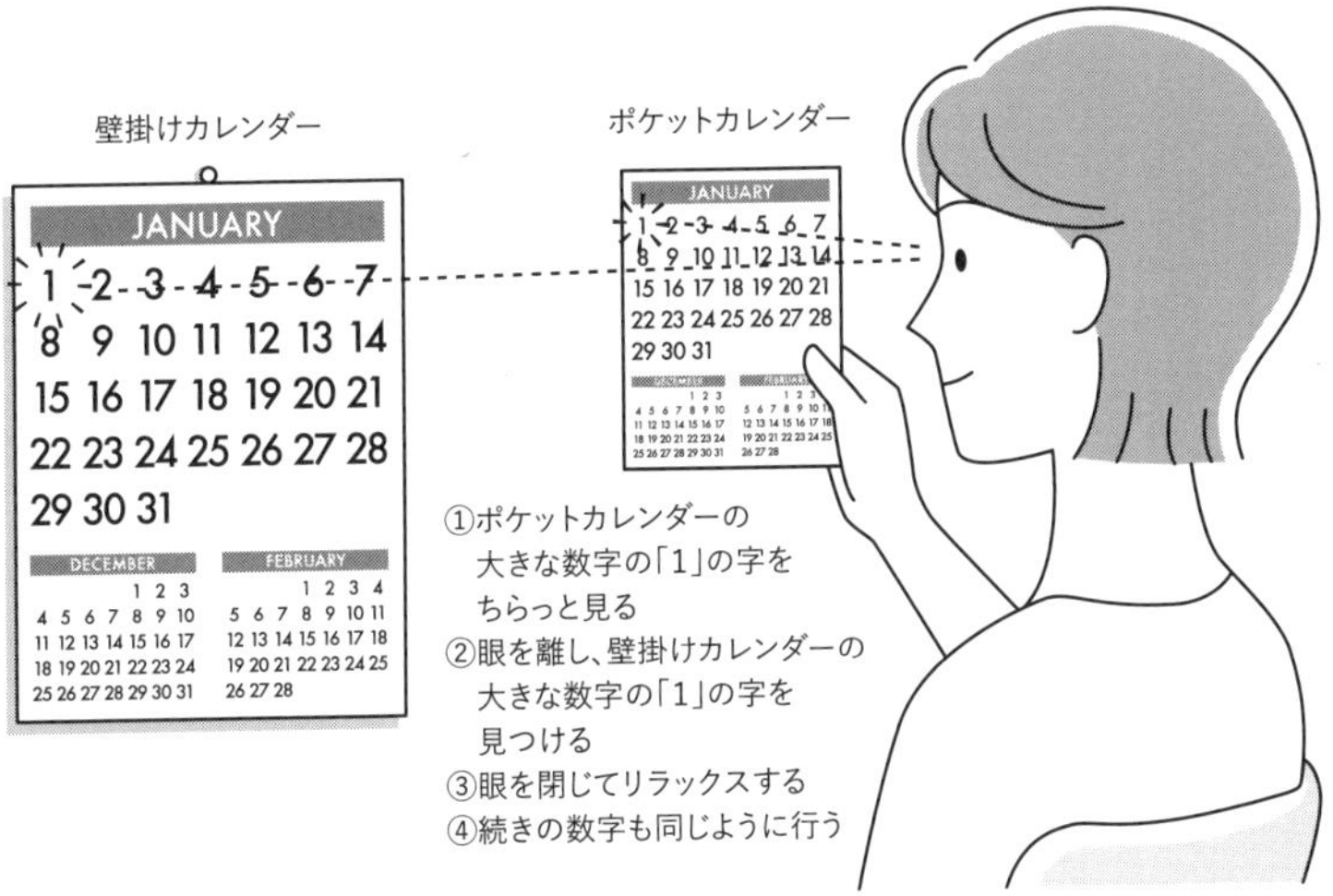
壁掛けカレンダー
ポケットカレンダー
JANUARY
DECEMBER
FEBRUARY
①ポケットカレンダーの
大きな数字の「1」の字を
ちらっと見る
②眼を離し、壁掛けカレンダーの
大きな数字の「1」の字を
見つける
③眼を閉じてリラックスする
④続きの数字も同じように行う

カレンダー・ドリル　近視向け（2）

・このように2つのカレンダー上で、両眼で一緒に、そして片眼ずつ別々に、おこないます。
・壁のカレンダーからの距離を徐々に大きくしていきます。

近視の人には、これはかなり激しい運動になるので、特に注意してドリルを頻繁に中断し、パーミングと可能であればサニングの時間をとってください。

小さなポケットカレンダーが手に入らない場合は、腕時計の文字盤を代わりに使うことができます。眼の近くで腕時計をもち、「1」をちらっと見てから、壁のカレンダーの対応する数字に眼を向けます。眼を閉じて、リラックスして、同じように文字盤全体を一周します。

近視の人はメガネなしでも読むことができますが、それは眼に異常に接近している場合です。

しかし、さらに1インチか2インチ離れても、過度の緊張なしに読むことが可能です。

このように、より離れた点で読む練習は、もっと遠くを見るときのかすかな不快感を徐々に解消します。練習ではもちろん、注意を常に適切に向けて、凝視（近視の人の大いなる悪癖）を避けてください。すべてのページ、またはすべての段落の終わりに、近視の人は数秒間だけ顔を上げて、壁のカレンダーや窓の外の景色など、遠くの見慣れたものに眼を向けるべきです。読書の技術のさらなるヒントは、このテーマに特化した章で述べます。

バスや車で移動するとき、近視の人は、看板や店先などの文字を「フラッシング」しながら素早く見てみましょう。言葉をはっきりわかろうとして、それに「こだわって」はいけません。ちらっと見て、眼を閉じます。そして、車の動きが許すならば、もう1度ちらっと見ます。それで見えれば、いいでしょう。もし見えなくても、それはそれでいいのです。いつかはよく見えるようになると信じられる理由があるからです。

映画の見方についてのいくつかのヒントは、後の章で述べましょう。ここで1つだけ述べておきたいのは、ひとつの映画を何度も見るのに耐えられる人にとっては、映画館は貴重な練習の材料を与えてくれるかもしれません。最初に映画館を訪れたときは、最前列のどこかで映画を見ます。次のときは、6メートル後ろの席に座ります。その映画はなじみがあるので、1回目のときより、もっと見えるでしょう。そして、距離が伸びているにもかかわらず、よりよく見えているでしょう。3回目に行くときには、もっとなじんでいるので、さらに劇場の後ろの方に下がっても大丈夫になります。そしてもちろん、勇気と時間とお金があれば、4回目、5回目、6回目、7回目の70倍[23]［何度でも］と、スクリーンからどんどん離れていくことができます。

23　7回目の70倍：seventy times seventh time　聖書の言葉、マタイによる福音書18章21－22節。

第16章　遠視・乱視・斜視

遠視には主に2つのタイプがあります。若年者に多く見られ、後年まで続く遠視と、中年以降に発症する老眼です。すべてのタイプの遠視は、再教育で正常な状態に戻ることができます。

遠視はしばしば不快感と痛みの原因となります。そして、片方の眼にわずかな外斜視があると（それはよくあることです）、激しい頭痛、めまい、吐き気や嘔吐の発作が、頻繁に起きることがあります。人工レンズを用いて遠視の症状を相殺することで、これらの苦痛の障害を止められることがあります。しかしときには、それができないこともあり、片頭痛と吐き気は、患者が「ものの見方」を学ぶまで続きます。

老眼は一般的には、加齢に伴う避けられない結果の1つとされています。骨格の骨と同様に、眼の水晶体は加齢とともに固くなり、この固くなることが妨げとなって、すべての高齢者の眼が近点で調節できなくなると考えられています。それにもかかわらず、多くの老人は死ぬまで視力を維持しています。そして、老眼の人が適切な視力の再教育を受ければ、眼鏡を使わずに普通の距離で読めるようになります。このことから、老人の遠視に必然性や宿命はないと結論づけることができます。

パーミング、サニング、スイング、シフトは、遠視に伴う不快感を和らげるのに大いに役立ち、心と眼を動的なリラックス状態にして、正常な視力を可能にします。これらに加えて想像力のドリルをおこなうことで、遠視の人の読書能力を向上させることができます。

遠視の人が活字を見ると、灰色でぼやけています。このような状態は、「ものの見方」の基本的な手段である、パーミング、サニング、スイング、シフトを繰り返し練習することで、間接的に改善できます。そして、直接的には、記憶と想像力を通して改善できます。

【カレンダー・ドリル　遠視向け】

- カレンダーの大きな数字を1つ見ます。
- それから眼を閉じて、「手放して」、インクの強烈な黒さを思い出します。
- 灰色でぼやけた小さい文字も、まったく同じインクで印刷されていることを考えます。
- 次に、想像力を働かせて、小さな文字の1つを思い浮かべます。
- 小さな文字の底辺に黒い点をつけると想像します。もうひとつ、てっぺんにも想像します。
- 想像の心の目で、点から点へと視線を切り替えます。

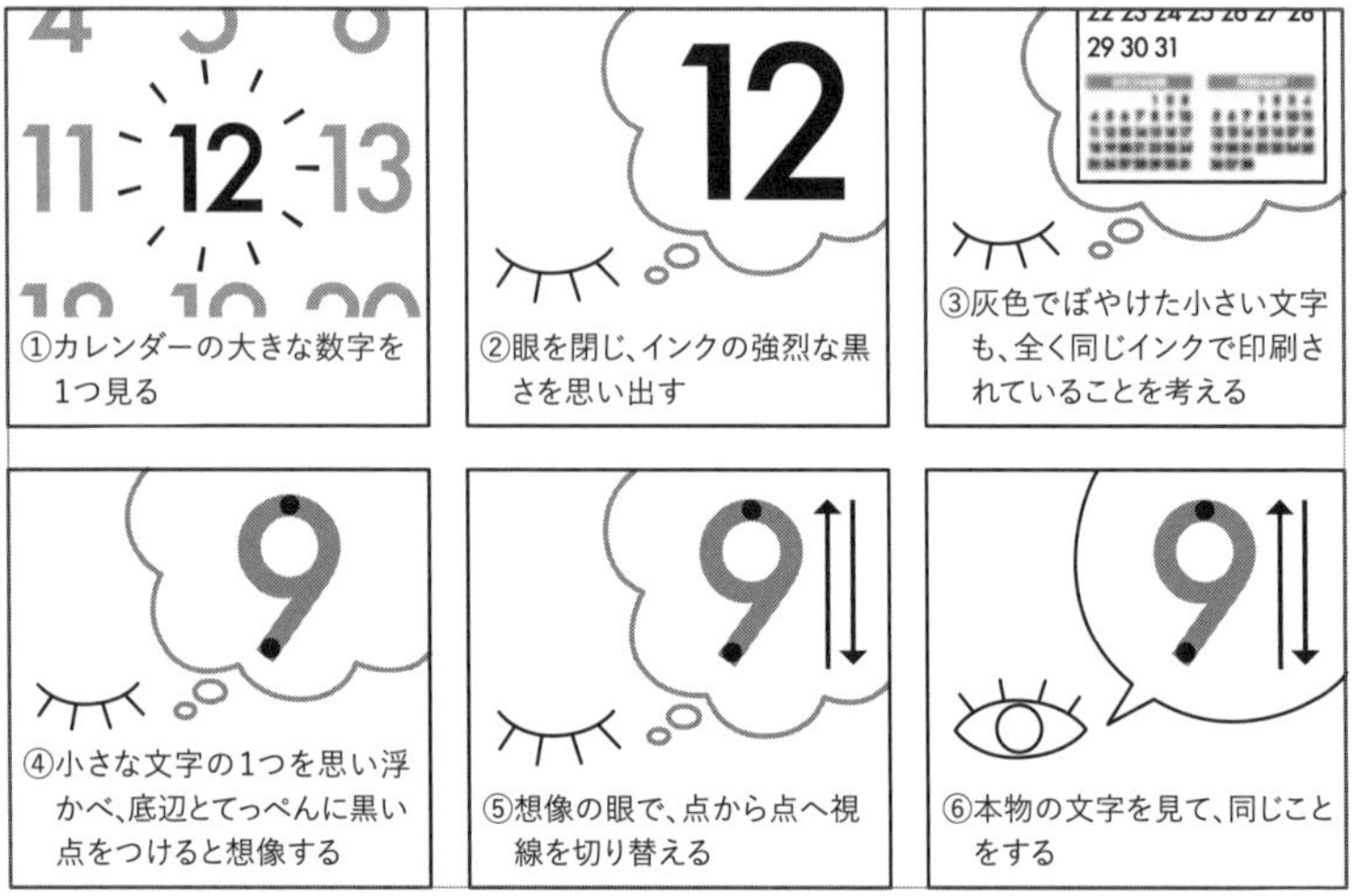
11
12
13
①カレンダーの大きな数字を1つ見る
12
②眼を閉じ、インクの強烈な黒さを思い出す
29 30 31
③灰色でぼやけた小さい文字も、全く同じインクで印刷されていることを考える
9
④小さな文字の1つを思い浮かべ、底辺とてっぺんに黒い点をつけると想像する
9
⑤想像の眼で、点から点へ視線を切り替える
9
⑥本物の文字を見て、同じことをする

カレンダー・ドリル　遠視向け

・今度は、本物の文字を見て、同じことをします。

文字はすぐに黒くなり、その文字とページ上の他の文字は、数秒間はっきりと見えるでしょう。

・再び全体がぼやけてきたら、眼を閉じて繰り返します。

このようにして、記憶と想像の行為を繰り返すことになるでしょう。

文字の黒さに少し注意を払った後は、文字の内側や周囲の背景の白さについて考えるといいでしょう。まずは、それを想像する練習をします。そうすると、想像の助けにより、実際よりも白く見えるようになります。

この方法により、読書や近距離作業の視力は、著しく改善されるかもしれません。これは驚くべきことではありません。なぜなら、眼と心の間には、双方向のつながりが存在するからです。精神的な緊張は、眼の緊張と身体的な歪みを引き起こします。そして、眼の身体的な歪みは、心に外界の物体の不完全な像を知覚させるので、心の緊張を増加させます。

しかし逆に言えば、記憶と想像力によって心が外界の物体の完全な像を形成できれば、心の中の完全な像の存在が、緊張して歪んだ眼の状態を自動的に改善させるでしょう。心の中の像が完璧であるほど、眼の身体的な状態が大きく改善されます。眼が感覚与件《センサ》を送り、心が外界の物体の完全な像を知覚できれば、眼はそれと一致する身体的な形態を想定する傾向があるからです。

眼と心の間のつながりは、可逆的で双方向であるだけではありません。それは、相互に恩恵を与えると同時に害を与えるつながりでもあります。このことは覚えておくべき非常に重要な事実です。なぜなら、私たちは興味深いことに、眼が心に与える害や、心が眼に与える害ばかりを考えがちだからです。すなわち、緊張や屈折異常による視界のぼやけ、想像力によって生じる視覚の妄想、怒りや悲しみの突然の噴出による一時的な視力の障害、慢性的な否定的感情によってもたらされる眼の病気などを考えがちです。

しかし、眼と心が害を及ぼし合うことができるならば、互いに助け合うこともできます。緊張していない心は、歪みのない眼をもち、歪んでいない眼は、心に重荷を追加することがないように、とてもうまく機能します。さらに、精神的な緊張や他のなんらかの理由により眼の歪みが生じたときには、心が双方向の連絡回線の端で正しく有益なことをして、この歪みの修正を手助けできます。

それにより、思い出す行為ができるようになります。それは、常にリラックス状態を伴っていて、眼は正常な形と正常な機能に戻れるようになるのです。そして、歪んだ眼が送っている不十分な感覚与件《センサ》に基づいて普段見ているものと比べて、もっと完璧な外部の対象物の描写を、想像によって呼び出すことができます。しかし、心が対象物の完全にはっきりした映像をもっているときには、眼はそのような映像を作るための適切な原材料を供給できる状態に、自動的に戻る傾向があります。

感情と外的な身体表現（身ぶり、代謝変化、腺の活動など）が分けられない関係にあるように、記憶や想像力、あるいは感覚与件《センサ》の解釈によって生み出される視覚の像と、眼の身体的状態との間には、良くも悪くも分けられない関係があります。心の像が損なわれたり改善されたりすると、眼の状態も自動的に損なわれたり改善されたりします。記憶と想像力の繰り返しの行為によって、最初は一時的に、その後は恒久的に、心に浮かんだ外部の物体の像の質を向上させることが可能です。これが達成されると、眼の身体的状態には、まず一時的な改善があり、次に恒久的な改善があります。したがって、遠視のように、感覚与件《センサ》とそれに基づく知覚の質の悪い状態を改善するのに、記憶と想像力のドリルは価値があります。

心と眼の焦点を、遠くの点から近くの点まで、急速に変化させる練習は、遠視の人にとっても近視の人と同様に役立ちます。このようなドリルは、近視の章（171頁）ですでに説明しました。

老眼は本質的には、近くの点ではっきりと正確な感知をするための眼の遠近調節ができなくなる状態です。この調節機能の不具合は、水晶体の硬化によっておこる、中高年の人々が陥りやすい習慣の結果であると思われます。経験が示すように、レンズの物理的な状態は変わらないままだとしても（おそらくそうだと思います）、この習慣は変えられます。他のすべての視覚障害者と同様、老眼の人は、「ものの見方」の基本的なルールを自身の特定の要求に適応させ、必要に応じて補足しながら、それに従っていくべきです。

遠視のすべての人に役立つ手順に加えて、読む力を向上させるための以下の技術を加えるべきでしょう。

印刷物は、過度に緊張しないで、一番快適で慣れた位置よりも眼にやや近づけて読んでみましょう。老眼の人は、いつもより近い位置で見るように、眼と心をうながすことができます。それには、常に読書を中断して、パーミングやスイング、サニングによって、視覚器官をリラックスさせることが条件です。このようにして読書距離をかなり近いところまで、少しずつ短くすることができます。その間に、眼と心は新たな柔軟性を再開発するでしょう。

オリバー・ウェンデル・ホームズ[24]は、知り合いの老紳士の事例を記録しています。「彼は、視力が衰えていることに気づいてすぐに、最も細かい活字で練習することを始めました。そしてこ

24　オリバー・ウェンデル・ホームズ：Oliver Wendell Holmes（1841–1935）アメリカ合衆国の法律家。

の方法で、45歳ごろに起こるばかげた習慣をうち負かしました。そして今や、この老紳士はペンを使って、彼の眼が一対の顕微鏡だと思われるような驚くべき成果をあげました。5セント銀貨の周囲に、彼がどれだけたくさん書いているのか、言うのが憚られるほどです。それが、聖書の詩篇なのか福音書なのか、または詩篇と福音書なのかは、私には確かではありません。」

ベイツ博士が後に再発見し世界に公表したこと、つまり、視力障害のある人々にとっての非常に小さく微細な印刷物の価値を、この老紳士が自分自身で発見したことは明らかです。しかしながら、オリバー・ウェンデル・ホームズが、「彼は人々を老眼にする習慣をうち負かした」と言っているのは間違っています。感知する眼と知覚する心を、力ずくでうち負かすことはできません。感覚と知覚を強制しようとする試みは、常に非常に短い時間のうちに、視力の改善ではなく、その障害をもたらすのです。一対の顕微鏡になるように眼を訓練した老紳士は、うち負かすことはできず、うまくなだめたのでしょう。すべての老眼の人は、同じことをすれば、彼の例に続いて効果を出せるでしょう。

【老眼向け】

とても小さな字の見本を入手してください。（古本屋に行けば、19世紀初頭の分厚い小さな46判を売っているでしょう。それには、偉大な人や忘れ去られた人の全作品が含まれていて、小さなダイヤモンド活字で印刷されているので、私たちの祖先は全巻を読み通すような実によい視力をもっていたに違いありません。）

•眼を閉じて日光を浴びましょう。太陽がない場合は、強い電灯の光［91頁参照］をあてます。

•数分間パーミングをした後、閉じた眼に光を数秒以上与えます。

このようにリラックスした状態で、小さな印刷物に取りかかりましょう。

•日光の下か、日光に代わる最良のものの下で、印刷物をもち、楽に、無理なく、呼吸し、まばたきをしながら、それを見てください。

•文字を見ようとせず、印刷の行間の白い隙間に沿って、眼を行ったり来たりさせます。平面を見るのに、精神的な危険は何もありません。したがって、行間の白い場所で、眼と注意の切り替えをしていれば、緊張への誘惑はないでしょう。

•遠くから眼の30センチ以内までページを移動させ、まだ活字ではなく白い空間に注意を払い続けながら、注意が極度に固定されて動かなくなるのを防ぐために呼吸とまばたきにも気をつけましょう。

（望ましくない精神状態の外側に現れてくる兆候を変えることによって、精神状態そのものを変えることができます。間違った方向への注意の外的な兆しを修正する努力をするなら、注意は間違った方向には向きません。）

•途中で頻繁に中断して、パーミングをして太陽を浴びます。

これは不可欠です。なぜなら、私たちが見てきたように、感知する眼と知覚する心を打ち負かすことはできないからです。それらを見るという仕事に協力させるには、リラックスして、うまく働くように、なだめなければなりません。

このドリルに少し時間を割いてみると、たいてい、小さな字の読み物で、個々の単語やフレーズ全体が、ほとんど突然はっきりと見えるようになります。このような最初の成功に誘惑されて、連続して読もうとしないでください。このときのあなたの目的は、目の前のページを読むという直接の明らかな目標に到達することではありません。この目標や同様の目標に、将来、緊張や疲労なしにもっと効率よく到達するための手段を身につけることが目的です。

繰り返しますが、読もうとするのではなく、ページを楽々と見て、特に行間の白い空白を見て、眼からの距離を変えながら進めます。ときどき、小さな活字で書かれた単語が見えるようになったら、普通の大きさの活字の本を手に取って、1段落か2段落を読んでみてください。小さな活字での作業を始める前よりも、楽に眼に近いところで読めることに気づくでしょう。

乱視と斜視

乱視による視力障害は、「ものの見方」を熱心に練習して、心と眼が自然に正常に機能する方法を学んだ人ならば、誰でも著しく軽減させることができ、なくすことさえできます。乱視のために特に価値のある手順は、ドミノ・ドリル（10章109頁）の項ですでに説明しました。したがって、ここではこれ以上この問題に踏み込む必要はありません。

斜視の患者はもっと深刻で、自分自身を再教育して正常に戻るのは極めて難しいので、経験豊富な先生に助けを求めるべきです。先生は、動的リラックスを得る方法、弱い方の眼の視力を強化する方法、そして（最後の最も困難なステップである）両眼から送られてくる2組の感覚与件《センサ》を融合させて、外界の物体を1つの表現にするという心の能力を再び身につける方法を教えてくれるでしょう。

筋肉のわずかな不均衡は、片眼や両眼のわずかな相違でさえ、極度の不快感の原因となり、しばしば重度の障害の原因となることがあります。このような不均衡に悩まされている人には、次の簡単な「2重像ドリル」は、かなりの利益が示されるでしょう。

【2重像ドリル　斜視向け】

- パーミングをして、眼と心をリラックスさせます。
- 鉛筆を腕の長さでもち、先端を自分の鼻に向けます。
- まばたきをしながら、鉛筆を自分の方へもってきます。
- 鉛筆が顔に近づいたら水平から垂直に変えて、鼻の先端から7～8センチ離れたところに、直

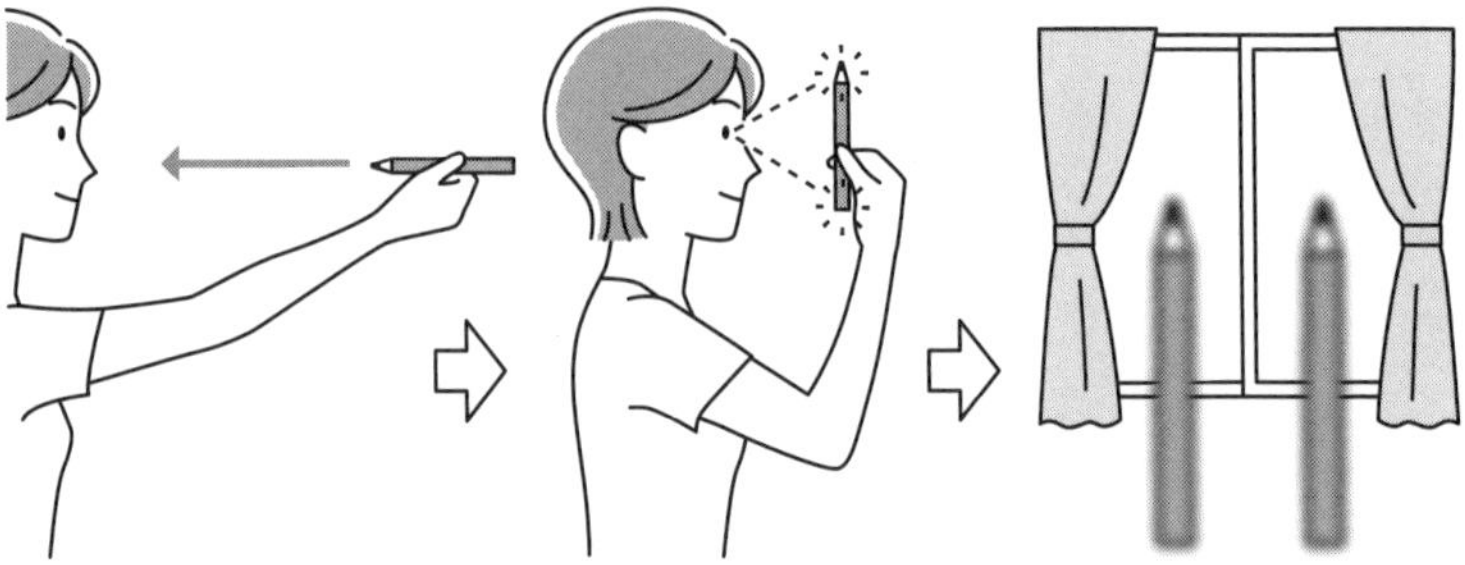

①鉛筆を腕の長さで持ち、先端を自分の鼻に向け、まばたきをしながら、鉛筆を自分の方へ持ってくる

②鉛筆が顔に近づいたら垂直に変えて、鼻の先端から7～8センチ離れたところに、直立させて保持し、鉛筆に焦点を合わせ、注意を上から下に6回、急速に切り替える

③鉛筆から眼をそらし、鉛筆のてっぺんを越えて、部屋の反対側の端にある遠くの物を見る

④遠くに焦点を合わせると、近くの鉛筆は2本に見える

2重ドリル　斜視向け

立させて保持します。

• 鉛筆に焦点を合わせ、凝視を避けるために、注意を上から下に6回、急速に切り替えます。

• 鉛筆から眼をそらして、鉛筆のてっぺんを越えて、部屋の中の遠くの物を見ます。

• この遠い物体に眼が焦点を合わせると、近くの鉛筆は、2本の鉛筆に見えるでしょう。

• 完全に並んだ眼には、これらの2本の鉛筆は、7～8センチ離れているように見えます。しかし、筋肉の不均衡がある場合には、2つの像を隔てる距離はかなり小さく見えるでしょう。（そして、斜視が顕著な場合には、この現象はまったく観察されません。）

• 2つの像が近すぎるように見えた場合は、眼を閉じて「手放し」、遠くの物体をまだ見ている自分を想像しながら、近くの鉛筆の2つの像の間隔は、実際に見えたよりもやや離れていると想像してみてください。

正常な像をはっきりと想像するとき､そのような像が見えるための原材料を心に供給するので､眼は自動的にあるべき状態になる傾向があります。その結果、再び眼を開いて実際にもう1度遠くの物体を見ると、近くの点にある2本の鉛筆の間隔は、あなたの視覚化が明確ではっきりしていたとすれば、知覚的には以前よりもかなり離れているように見えるでしょう。

- 再び眼を閉じて視覚化のプロセスを繰り返し、今度は2本の鉛筆の間隔が以前よりも少し離れていることを想像します。
- 再び眼を開いて検証します。
- 2つの像の間隔が正常な距離に近くなるまで、これを続けます。
- これができたら、遠くの物を見たままで、頭を左右にやさしく振り始め、まばたきをしながら楽に呼吸をします。

鉛筆の2つの像は､頭の動きとは反対方向に行ったり来たりして動いているように見えますが､互いの相対的な位置は保ったままです。

準備のためにパーミングをしてから、楽なまばたきと呼吸をしながらおこなえば、このドリルは一日中頻繁に繰り返してもよいでしょう。疲労のかわりに、リラックスと脱緊張という結果が、すぐに得られることでしょう。そして長期的には、筋肉の不均衡という昔の習慣が、徐々に修正されていきます。

眼の病気

「ものの見方」は、もともと治療ではありません。つまり、感覚器官の病理学的状態を、直接治療することを目指していません。その目的は、視覚器官（すなわち感知する眼と、選択し、知覚して、見る心）の正常で自然な機能を促進することです。正常で自然な機能が回復すると、一般的には、その機能に関係する組織の有機的な状態に、著しい改善が見られます。

この特定の場合には、関係する組織は、眼と、それにつながる神経や筋肉です。人々が「ものの見方」を学び、その簡単なルールを誠実に守れば、眼に病気があったとしても、その眼はよくなる傾向にあります。体の他の部分に病気の原因があるとしても、正常で自然な視覚機能は、眼の局所的な状態に、しばしば、ある程度の改善をもたらすでしょう。もちろん、その状態を完全になくすことはできません。なぜなら眼の病気は、他の場所にある別の病気の症状にすぎないからです。しかしながら、眼の病気の原因が治療されている間は、眼を助けることができ、視力の永久的な障害を防ぐために多くのことができます。

眼の病理学的状態が体の他の部分の病気の症状ではない場合には、正常で自然な機能を再確立することが間接的に完治につながることがあります。前にも述べたように、習慣的な機能不全は、慢性的な神経筋の緊張と血液循環の減少をもたらすからです。血行が不十分な体の部位はすべて、特に病気にかかりやすくなっています。そのうえ、いったん病気になってしまうと、臓器が本来もっている自己調整能力や治癒能力が異常に低下してしまいます。

視覚の心身的な器官に正常な機能を回復させる方法は、神経筋の緊張を和らげ、血行を促進し、**自然治癒力**を正常な状態に戻します。経験によれば、一般的にこのようなことが実際に起こるのは、緑内障、白内障、虹彩炎、網膜剥離などの状態に苦しんでいる人が、眼と心の不適切な使い方のかわりに、適切な使い方を学んだときです。繰り返しますが、「ものの見方」はもともと治療ではありません。しかし、一歩離れて間接的に、それは多くの深刻な眼の病気の軽減や治癒につながります。

第17章　困難な見る状況のいくつか

本章では、視覚障害の人たちが特に大変だと感じがちな日常的な状況に、「ものの見方」の基本的なルールを適用する方法について論じたいと思います。

読書

読書をするときには、少しでも視力に障害があると、眼と心を間違った方法で使おうとする強い誘惑に襲われます。読んでいるものへの興味が、目的達成主義に向かうというあまりにも人間的な誰もがもつクセを強めてしまうのです。なるべく短い時間でなるべく多くの活字を見ようと欲張るあまり、目的を達成するための正常で自然な手段を完全に無視してしまうのです。不適切な機能が習慣化し、視力はさらに損なわれます。

最初にするべきことは、目的達成主義は自分を無能にすることを認識し、読書に関しては、私たち自身が目的達成主義者であると認識することです。次にするべきなのは、読むときにはいつでも、私たちの短気と知的大食いの兆候を抑制することです。

視覚の再教育の初期段階では、はっきり見えて楽な読書は、十分な休息とリラックスなしには達成できません。言い換えれば、なるべく多くの活字を、なるべく短時間で、疲労を最小限に抑えながら、最高の知的効率で見るという目的を実現するためには、リラックスは重要な手段の1つです。したがって、短気と欲張りの兆候を抑制するときは、まず最初に眼と心にリラックスを与えるべきです。リラックスは、緊急に必要とされていますが、不適切な使い方の習慣によって絶えず奪われています。

眼と心を十分にリラックスさせるためには、読書をしながら、次のような簡単な手順を採用する必要があります。

【読書時のリラックス】

• 第1：各センテンスの最後、または1センテンスおきに、1～2秒眼を閉じます。

「手放して」、最後に読んだ単語と、それに続く句読点を視覚化します。

再び眼を開けたら、この記憶された単語と句読点をまず見てください。最初に読んだときよりも、かなりはっきりと見えるでしょう。
それから、次の文に進みます。

- 第2：1ページか2ページの終わりごとに、数分間中断して、眼をパーミングします。欲張りな目的達成主義者には、これは最も耐え難い苦難に思えるでしょう。しかし、この中断によって、より簡単で迅速に目標に到達できるのだと考えてください。また、この短気の「苦行」は、おそらく彼らの性格にとって非常によいものになるでしょう！

- 第3：太陽の光があるときは、パーミングの前に、閉じた眼と開いた眼に太陽を浴びて、それからもう1度、閉じたまぶたに浴びます。

太陽がない場合には、強い電灯の光を眼に浴びます。

- 第4：読書中は、遠くの壁にかけられた、カレンダーなどの見慣れた大きな活字の読み物が見える場所に座ります。

ときどき本から眼を上げて、文字や数字を分析的に見てみましょう。

昼間に読書をしている場合は、ときどき窓から遠くを見てみましょう。

- 第5：記憶と想像力は、よりよい読書のために利用しましょう。

ときどき一時停止して、「手放して」、最近見た1つの文字や単語を思い出してください。

その周りや内部にある白い背景を、心の目で見ましょう。そして、背景の白さが、実際に見たものよりも白いと想像してください。

再び眼を開けて、実際の文字の周りや内部の白さを見て、眼を閉じて視覚化した想像上の背景と同じくらいの白さを見ようとします。もう1度眼を閉じて、もう1度始めます。

2～3回繰り返した後、しばらくパーミングをしてから読み進めます。

別の練習として、眼を閉じて、最近見た文字を思い出し、想像上のペンを取り、文字の上端と底面、あるいは左端と右端に、より濃い黒さの点を置きます。

点から点へと6回注意を切り替えます。

それから眼を開いて、実際の文字に、同じような濃い黒さの点を見ることを想像して、同じようにします。

この手順を数回繰り返し、パーミングをして、それから読書を続けます。

• 第6：遠視の章（16章184頁）で、老眼の人が非常に小さな活字を楽に見ること、特に行間の白い部分を見る方法で、読書の視力が向上できることを説明しました。このドリルの効果は、視力の衰えた高齢者だけに限定されません。読むことに困難をもっている人は誰でも、勉強時間の初めや合間に、この手順を役立てることができます。

本や新聞を読み始める前や中断したときにおこなうリラックスの単純な技術については、このくらいにしておきます。ここで、読書という行為そのものをおこなうための適切な方法を考えてみましょう。

他の見る状況すべてと同様に、ここでの正常な視覚の大敵は、緊張、注意の誤った方向づけ、凝視です。これらの敵を克服するためには、読書をしている間、次の簡単なルールに従うようにしましょう。

【読書するときの注意事項】

- 第1：長時間息を止めたり、まぶたを硬くして動かないままにすることは、やめましょう。まばたきを頻繁におこない、規則的にやさしく十分な呼吸をしましょう。
- 第2：凝視したり、行やフレーズのすべての部分を同じように見ようとしたりしないでください。

眼と注意を絶え間なく動かして、中心視を働かせます。これを達成するには、読もうとしている活字の行のすぐ下にある白い空間を、眼が絶えず急いで行ったり来たりするようにします。まるで、一連の短いスイングの間に、単語や文字が捕らえられているように感じます。行間の白い空間で眼を急速に動かして読むこの技術に、最初は少々面くらうかもしれません。しかし少し時間が経てば、これがはっきり見えて楽な読書に少なからず貢献していることが分かるでしょう。文字や言葉は、いわば翼の上にいるかのように眼が動いているときのほうが、固定された視線で静止しているときよりも、楽に見えます。また、文字が真っ白な背景を遮ると考える方が、文字自体が存在していて判読を要求していると思って見るよりも、簡単に見えます。

- 第3：読書をするときに、眉をひそめないでください。眉をひそめることは、眼の中や周囲に生じる神経筋の緊張の症状で、誤った方向への注意や見ようとする努力によって起こります。動的なリラックスと正常な機能を達成すれば、眉をひそめる習慣自体は消えるでしょう。しかし、頻繁に意図的な抑制をすれば、その離脱は加速され、身体と心の緊張を和らげられるでしょう。読書中に、突然我にかえって顔の筋肉の緊張をキャッチしたら、しばらく眼を閉じて、「手放して」、意図的に眉毛をなめらかにしてください。
- 第4：読書をするときに、眼を細めないでください。眉をひそめることとは違い、この動作には目的があります。眼を細めることで、正常な視野の大きさを縮小し、ページの見ていない部分から眼に入ってくる、気を散らす刺激や拡散された光を排除しているのです。

視力に障害のある大部分の人は、まつげの間の狭い隙間を通して読書をしています。角膜や本来透明なその他の眼の組織に混濁がある人には、その傾向が特に目立ちます。このような混濁は、秋の朝に空気に浮遊している水蒸気の粒子と同じように作用します。光を一種の発光する霧のようにまき散らすので、それを通してはっきりと見るのは難しいのです。まぶたを部分的に閉めることは、照らされた領域の大部分を遮断して、光の散乱によって生じた霧の密度を低下させる効果があります。

　しかし、まぶたの開口部を狭めることは、筋肉の継続的な努力を必要とします。この努力は、眼の中と周りの緊張を高め、そして心の中の精神的な緊張の強化は努力に反映されます。半分閉じたまぶたの間で見ると、間違いなく即座に視力が向上します。しかし、この即座の改善は、将来的に代償を払わなければなりません。なぜならそれは、緊張と疲労の増大、そして見る力の更なる損傷の進行という高い代償を払わないと得られないからです。

　したがって、この最も望ましくないクセを修正する方法を見つけることがとても重要です。まぶたを緊張させずに正常な幅だけ開いておくための意識的なリラックスだけでは、十分ではありません。実際、それでは見え方が以前よりもかなり悪くなりがちなので、ちょっとした自己防衛のために、昔の悪いクセに戻ってしまうでしょう。

　しかし幸いなことに、眼を細めたときと同じ結果を得るための非常に単純な機械的方法があります。受信側、つまり眼の中で、気が散るものや不要な光を切り取るのではなく、発信元、つまり印刷されたページで、それらを切り取るのです。必要なものは、丈夫な黒い紙一枚、定規と鋭利なナイフだけです。


【スロットを使った読書】

・印刷物の平均的なページの半分ぐらいを覆う黒い紙を用意します。この紙の中央に、平均的な

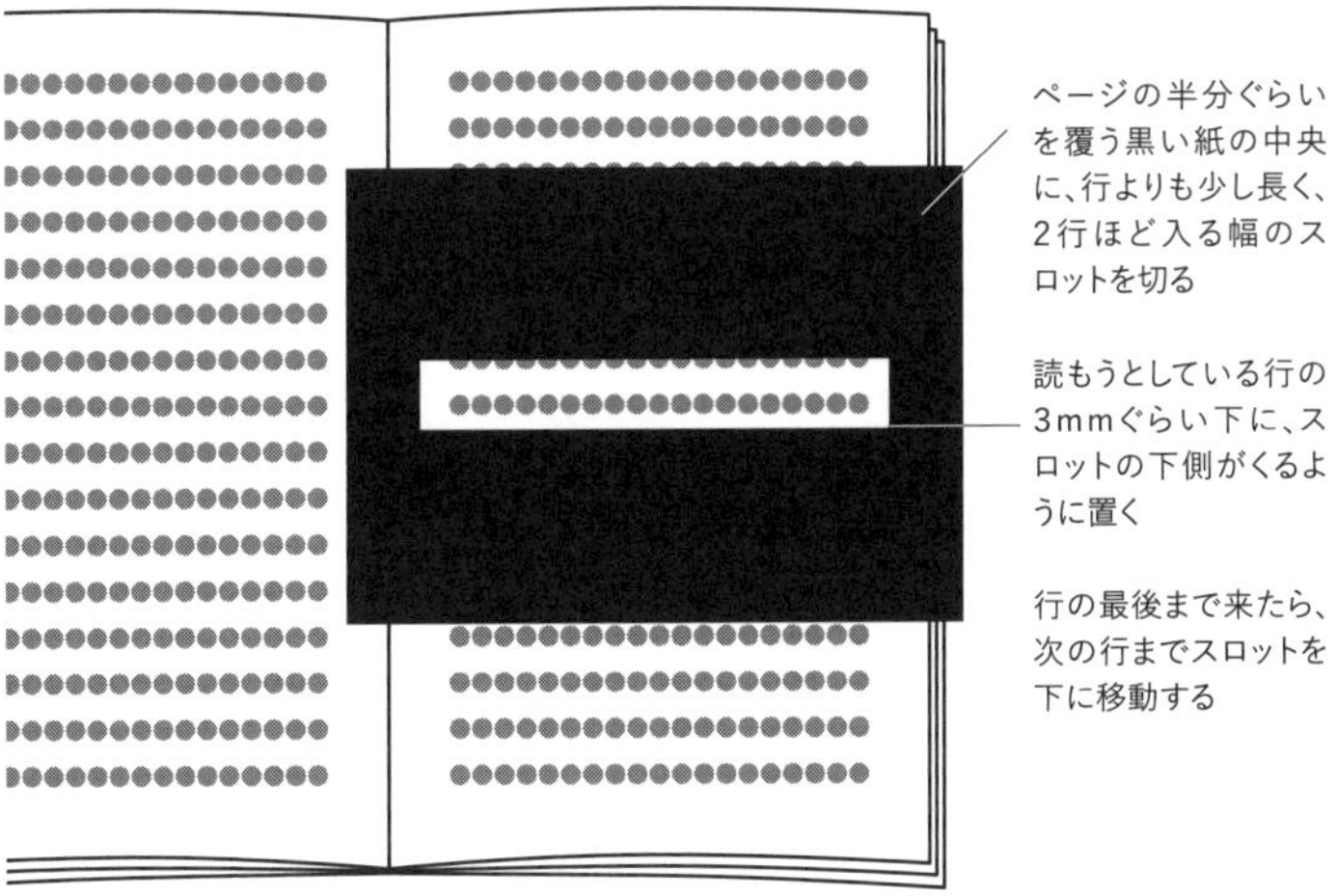
ページの半分ぐらいを覆う黒い紙の中央に、行よりも少し長く、2行ほど入る幅のスロットを切る
読もうとしている行の3mmぐらい下に、スロットの下側がくるように置く
行の最後まで来たら、次の行までスロットを下に移動する

スロットを使った読書

行よりも少し長くて、2行くらいが入る幅のスロット（隙間）を切ります。

（スロットの幅は、個人の好みや活字のサイズに合わせて変えてもよいでしょう。それは、黒い紙の細長い一片を用意して、スロットの上端から開口部が希望の幅になるまで下げていき、クリップで固定すればできます。）

- 黒い紙をページの上に平らに置き、読もうとしている行の3ミリぐらい下に、スロットの下側がくるようにします。

［タテ書きの場合には、行の3ミリくらい右にスロットの右側がくるように置き、行の右側の白い空間を見るとよい］

- 行の最後まで来たら、次の行までスロットを下に移動します、といった具合です。

［眼は文字そのものを見るのではなく、文字下の3ミリの間のところを見ます］

このばかばかしいほど単純で小さな装置は、読書になんらかの困難を抱えているすべての人に役立つことでしょう。角膜やその他の不透明症に悩まされている人は、まぶたが完全に開いてリラックスしているときには、読むときの視覚の鮮明さが2倍になるかもしれません。

スロットを通して読むと、前に話した活字のすぐ下の白い空間を急速に行き来する凝視防止の方法が簡単にできます。黒い紙の直線的な縁は、線路のような役割を果たし、眼はそれに沿って楽に滑らかに移動します。さらに、行間の白い空間を、対照的な黒い枠との接触によって認識する（そしてその後、記憶する）と、白い空間を、実際よりも白いものとして想像的に見る作業の助けになります。

場合によっては、同時に多くの活字をはっきりと見ようとする癖は、長さ19ミリ以下の小さなスロットを使うことで急速に矯正されます。このようなスロットでは、与えられた行のうち黄斑が取り込める範囲内しか見ることができません。そして、この限られた空間内を急速に移動することで、中心窩が働くようになります。このようにして網膜の中心領域が刺激され、フレーズや行の全体を同時に同じようによく見ようとする不可能な試みがなされたときには、今までになかったような働きをはじめます。

短いスロットは、行に沿って単語から単語へと素早く動かす必要があります。そしてその助けを借りて読むと、とにかく最初のうちは、おそらくイライラすることに気づくでしょう。この不便さを最小限にするために、長いスロットと短いスロットを交互に使用してください。そうすることで角膜の視覚機能に役立つ習慣を築いていると考えれば、ちょっとした煩わしさは簡単に我慢できます。

見慣れないものを見る

これはおそらく、見る状況のうちで最も大変なことで、頻繁に起こることの1つでもあります。買い物に行ったり、博物館を訪問したり、図書館の棚で本を探したり、引き出しや食器棚からなくした物を探したり、物置部屋や屋根裏部屋を片付けたり、荷物を詰めたり出したり、機械を修理したりするたびに、私たちは見慣れない物を集中的に見るように求められます。問題は、このように見た後に通常起きる緊張と疲労を、避けるか、または減らす方法です。

【見慣れないものを見る】

• 第1：できるならば、見ているものが明るく照らされるようにしてください。

カーテンを開けたり、照明をつけたり、懐中電灯を使ったりしましょう。

公共の場所で見る場合には、ほぼ確実に不十分な照明（他の人は十分だと思っているが）で、我慢しなければならないでしょう。

- 第2：凝視したいという誘惑に抵抗して、視野全体の中の小さな部分だけを見るようにしてください。

眼の前にあるものを分析的に見て、眼と注意を絶えず移動させてください。

- 第3：息を止めないで、頻繁に瞬きしましょう。
- 第4：できるだけ頻繁に休みましょう。

眼を閉じて、「手放して」、何か身近なものを思い出すか、またはできればパーミングをしましょう。

可能であれば、ときどき眼に日光を当てるか、電灯の光を浴びてください。

これらの簡単なルールに従えば、深刻な疲労や不快感、緊張感を感じることなく試練を乗り越えることができるはずです。

映画

視覚障害がある多くの人にとって、映画を見に行くことは多くの疲労や不快感の原因になっているかもしれませんが、この必要はないのです。正しい方法で見れば、映画は眼を酷使することはなく、実際には視力の向上にかなりの効果をもたらすかもしれません。映画館での夜を拷問ではなく喜びとするために、次にあげるルールに従いましょう。

【映画のルール】

- 第1：凝視を控えましょう。
画面全体を同じようによく見ようと思ってはいけません。細部を「保持」しようとしてはいけません。むしろ、眼と注意を連続的に移動し続けます。
- 第2：一定の間隔で呼吸とまばたきをすることを忘れないでください。
- 第3：退屈な場面を休息の機会として利用し、数秒間眼を閉じて「手放し」ましょう。
映画のもっと面白い場面だとしても、ときおり、照らされたスクリーンの周りの暗闇に眼をそらす一瞬の時間を見つけることができます。あらゆる休憩時間を使って、パーミングをしましょう。

視力の改善に映画を利用する1つの方法は、近視の章（171頁）ですでに説明しました。他の方法でも映画は役立ちます。なによりも、実生活で頻繁に遭遇する物や状況に慣れるのに有効です。

ロジャー・フライ[25]は、人生と芸術の関係についてのエッセイの中で、映画を視覚障害の改善に利用する方法について、非常に興味深い光を投げかける一節を書きました。彼は『ヴィジョンとデザイン』（*Vision and Design*）の中で、次のように書いています。

「私たちは映画から、想像力に富んだ生活の本質を垣間見ることができます。これは現実の生活とほとんど似ていますが、心理学者が感覚への反応の意志的な部分と呼ぶもの、すなわち結果として生じるふさわしい反応が欠落していることが異なります。

映画の中で暴走する馬車を見たとしても、私たちはその場から逃げようとか、英雄的に介入しようと考える必要はありません。その結果、まず、私たちは出来事をもっとはっきり見ることができます。現実の生活では意識の中に入り込むことのできない、とても興味深く無関係な多くの事柄が見えてきます。

私は映画の中で、外国の駅に列車が到着し、人々が客車から降りてくるのを見たことを思い出します。そこにはプラットホームはありませんでした。私がとても驚いたのは、数人の人が地面に降りた後、自分の方向づけをするかのように旋回するのを見たことです。それは、ほとんど馬鹿げたパフォーマンスであり、現実の生活では、このような光景が目の前を通り過ぎる機会は何

25　ロジャー・フライ：Roger Elcot Fry（1866–934）イギリスの画家、芸術批評家。

百回もありましたが、私はそれに1度も気づいていませんでした。

実際には、駅では、人は決して出来事の観客ではなく、荷物や座席候補のドラマに従事している役者です。人は実際には、適切な行動に役立つだけのものしか見ていないということです。[26]」

この一節は、とても重要な真実を表しています。すなわち、観客と役者の間には、根本的に心理的な違いがあり、芸術作品を見ているのと、実生活のエピソードを見ている（邪魔されずに見られることはめったにありません）のは違うということです。観客は俳優よりも、より多くのものを、よりはっきりと見ています。

この事実により、映画を利用して、実生活の中での物や出来事に対する視覚を向上させることができます。ドラマの参加者ではないからこそ、スクリーン上の人がドアを開けたり、タクシーに乗り込んだり、食事をしたりする様子が、実生活よりもはっきりと見えるのです。

普段の実生活以上にスクリーン上を慎重に見て、見終わった後には、そこで見た記憶イメージを慎重に思い出してください。そうすることで、このような普通の行動が、以前よりも親密に感じられるようになります。そして、このように親密さが増すことで、ある日、実生活で似たような行動が起きたときには、よりよく見えるのです。

クローズアップは、視力障害のある人が最もとまどうハンディキャップの1つを克服する手段

26　人の行動など、実際の生活では気がついていないことが、観客の目から映画を見るとよく見える。

となります。顔を認識できないとか、通常人々が顔の表情で伝えている細かい陰影の意味を捕らえられないハンディキャップの克服です。実生活では、高さ5メートル、幅2・5メートルの顔は知られていませんが、スクリーン上ではごく普通の現象です。このことを利用して、普通の大きさの現実の顔を見ることを改善しましょう。

巨大な顔を注意深く見てください。注意深く、しかし常に分析的に。クローズアップされた顔は、たとえそれが大好きなスターだとしても、貪欲に凝視してはいけません。細部をすべて観察し、骨の構造、髪の生え方、首の上での頭の動き、眼窩内での眼の動きに気づいてみましょう。そして、巨大な顔が悲しみ、欲望、怒り、心配などを表しているときには、唇や眼、頬や眉の筋肉の動きを、細心の注意で追いましょう。

これらのことを注意深く分析的に観察すればするほど、ふだん見る顔の表情の記憶がもっとよく、鮮明になり、そしていつの日か、現実の人々の顔の似たような表情を見るのが、もっと簡単になるでしょう。

第18章　照明の条件

正常な視覚をもつ人は、いつも動的なリラックス状態で感知と知覚をおこなっているので、見ることに関する外部条件を、たいてい無視できます。しかし、視覚に障害をもつ人はそうではありません。彼らにとっては、好ましい外部条件が最も重要で、好ましい条件の確保に失敗すると、障害が増大したり、視覚再教育の訓練中ならば正常化を遅らせたりするかもしれません。良好に見るための外部条件の中で最も重要なのは、適切な照明です。照明が不足しているところでは、視力の悪い人がよくなるのは非常に難しく、悪くなるのは非常に簡単です。

ここで問題になるのは、適切な照明とは何かということです。

私たちにとって最高の照明は、夏の晴れた日の太陽の光です。このような日光の中で読書をすると、本のページに降り注ぐ光の強さは約1万フートキャンドル[27]になります。つまり、夏の直射日光は、本から1フィート（約30センチ）の距離に置かれた1万本のろうそくが投げかける光に等しいのです。完全な日光から、木や家の陰に移動すると、ページの上の光は、まだ約1000フートキャンドルの強度をもっています。曇りの日には、白い雲から反射された光は、数千フートキャンドルの強度をもっています。一般的な屋外で、光の強度が1000フートキャンドルであれば、天候は非常に薄暗いはずです。

屋内では、遮るもののない窓の近くの光は、1日の明るさに応じて100から500フートキャンドルの強度をもっています。窓からの照明は室内では10フートキャンドルに低下し、壁紙や家具が暗い色の場合には2フートキャンドル以下まで落ちることがあります。

照明の強度は、距離の2乗で減少します。60ワットの電球は、1フィートで約80フートキャンドルを提供し、2フィートで約20フートキャンドル、3フィートで約9フートキャンドル、そして10フィートでは、わずか5分の4フートキャンドルを提供します。距離の増加に伴って明るさが急激に低下するので、人工的に照らされた平均的な部屋のほとんどの部分は、明るさがとても不十分です。1~2フートキャンドルの照明の下で、人々が読書やその他の接近した作業を行っているのは一般的です。学校や図書館などの公共の建物では、5フートキャンドルぐらいの照明

27　1フートキャンドル（fc）=10.764ルクス。

を得られれば幸運です。

昼間の屋外と比べてとてつもなく低い照度の下で、接近した作業ができるということは、感知する眼と知覚する心にそもそも忍耐力と柔軟性が備わっているということで、それは並外れた称賛に値します。この柔軟性と忍耐力の高さは、眼に障害がなく自然な方法で使っている人にとっては、長時間の悪い照明条件でも害を受けないほどです。しかし、眼に何らかの器質的な障害がある人や、習慣的な機能が不自然であるため努力と緊張の下でしか見ることができない人にとっては、同じ条件でも悲惨なことになるかもしれません。

ラッキーシュ博士は、彼の著書『見ることと人間の福祉』（*Seeing and Human Welfare*）の中で、悪い照明の望ましくない結果を示す、非常に興味深い実験について述べています。これらの実験は、照明の条件を変えながら神経筋の緊張（ラッキーシュ博士が指摘している「緊張、疲労、無駄な努力、内部損失」の正確な指標）を測定するように設計されていました。これらの実験の被験者に割り当てられた課題は読書でした。そして神経筋緊張の量は、大きく平らなノブの上で休んでいる左手の2本の指の圧力を測定する装置によって記録されました。被験者には、調査の性質と目的を気づかれないように、わざと変な匂いを嗅がせました。これによって、結果への意識的または自発的な干渉の可能性が排除されました。

非常に多くの検査は、すべてのケースにおいて最終的に次のことを示しました。「明るさが1から100フートキャンドルに増加するにつれて、神経筋緊張の大きな減少がありました。調査対象の最高の強度が100フートキャンドルだったのは、これが人工的な世界の照明のレベルをはるかに超えていたからです。照明のレベルが1000フートキャンドルまで増加した場合にも、この緊張は減少し続けるだろうという印象的な証拠がありました。」

他の検査では、眼にまぶしい光を発する不適切に配置された照明に、被験者はさらされました。このまぶしさは過剰なものではなく、何百万もの人が日常的に仕事をしたり遊んだりしている平均的な、中程度のまぶしさでした。それにもかかわらず、明らかな神経筋の緊張が顕著に増加したのです。

私の知る限りでは、電流を過度に消費せずに1000フートキャンドルの明るさを得られる電球が、1種類だけあります。それは150ワットのスポットライトで、サニングの章（86頁）で説明しています。この電球のパラボラ状の銀色の背面が反射板の役割を果たし、光が強力なビームで放射され、読書、裁縫や、綿密な注意と正確な視力を必要とするその他の作業を、可能な限り最高の条件で行うことができます。

視力に障害のある人は、日中はいつもできるだけ明るい照明を利用するべきです。接近した作業はできるだけ、窓の近くやドアの外で行う必要があります。私自身も日光の下での長時間の読書で恩恵を受けています。日光がページに直接当たるようにするか、暑すぎるときには日陰や室内に座って読めるように調整可能な鏡で日光を反射させて、平均7000~8000フートキャンドルの光を本に当てて楽しめるようにしました。実際、メガネをかけなくなってから数ヶ月間は、いつまでも快適に読書できたのは日光の下かスポットランプの下だけでした。しかし、視力が向上するにつれて、私はそれほど強くない照明を使うことができるようになりました。しかしながら、私は今でもスポットライトを他の電球よりも好んでいて、また日光の下でも頻繁に仕事をしています。

日光の下で読書をする場合は、定期的に短時間のサニングやパーミングをおこない、眼を十分にリラックスさせる必要があります。また前章で述べたように、黒い紙を切ったスロットを利用すると、多くの人は読みやすくなります。これらの予防措置を講じた場合、1万フートキャンドルの下で読むことは、視力障害のある人には非常に役立つ可能性があります。強く照らされた字の像が視野の中心に落ちることで、習慣的な悪い視覚器官の使い方によって不活発で鈍感になった**黄斑**を刺激します。同時に、太陽に照らされた文字の鮮やかさと明瞭さは、心に最も健全な影響を与えます。それは、見ることに対する習慣的な緊張した不安をなくし、代わりに、眼からもたらされた**感覚与件**《センサ》を解釈する能力への容易な自信を得ることです。この自信と不活発な**黄斑**への刺激のおかげで、時間が経てば、より低い照度の下でも効率を下げずに見ることができるようになります。1万フートキャンドルの読書は、１００フートキャンドルの読書のための準備と教育です。

ときには眼の器質的な欠陥のために、ときには不適切な機能の根深い習慣のために、ときには一般的な不健康のために、ある人々は強い光に対して特に敏感です。このような人は、1万フートキャンドルの読書にただちに取りかかるのは、賢明ではないでしょう。サニングの章で説明した技術に従って、徐々により強い照明に耐えられるように慣らしていくべきで、閉じた眼と開いた眼に直接照明をあてるだけでなく、目の前の印刷されたページに対しても慣らしていきます。器質的または機能的な光恐怖症により、永遠の黄昏の中で視覚の緊張を強いられ、従来はよい照明の利点が遮断されていたのですが、このようにして、その利点を徐々に享受できるようになっていきます。

最後に蛍光灯について、簡単に言っておく価値があると思います。蛍光灯は今では、その安さを理由に、工場や店舗、オフィスなどで広く使われています。この種の照明は、その下で接近した作業をしなければならない人々のうち少数の人に、視力の悪影響を及ぼすという十分な証拠があります。その理由の1つは、自然の太陽光やフィラメント電球の光のような白熱源からの光ではないという、光自体の構成にあります。

それだけではありません。蛍光灯は影をほとんど作りません。そのため、正常な視覚にとって非常に重要なコントラストの要素が、蛍光灯で照らされた部屋にはないことが、はっきり目立ちます。さらに、影は距離や形や質感を推定するのに、役立っています。影がないと、現実への最も貴重な道しるべの1つが奪われて、感覚与件《センサ》の正確な解釈が非常に難しくなります。これが、明るい太陽の日よりも、雲が一様に高い日の方が、視覚器官が疲れやすい理由の1つです。

蛍光灯は、高く薄い雲から反射したまぶしい光が拡散したのと同じような効果をもたらします。白熱灯からの光に適応するように進化してきた眼と、正しい解釈・知覚・判断のガイドとして影を利用することを学んだ心にとっては、蛍光灯の光は奇妙で不可解に見えざるをえません。不思議なことに、このような照明に好ましくない反応をする人は少数派です。

もしあなたが、眼の充血やまぶたの腫れ、視力低下に悩まされることなしには蛍光灯の下で働くことができない、人口の10%か15%の不運な人に属しているとしたら、あなたができる最善のことはもちろん、屋外や白熱電球の光の下で働くことができる仕事を見つけることです。次善の策は、頻繁にパーミングをおこない、できるだけ頻繁に蛍光灯の外に出て、数分間のサニングをおこなうことです。夜にはサニングのかわりに、閉じた眼と開いた眼に強い白熱電球の光を当ててください。

このように苦しむ人々のために、映画は別のすぐれた治療手段をもたらします。映画を適切な方法で見ることは、蛍光灯特有の光の構成に悪い反応をしている眼や、蛍光灯によって強いられる低コントラストで影のない世界に困惑している心に対して、素晴らしい安らぎとさわやかさを与えてくれるのです。

◉追記

近視の人は特に、姿勢がきわめて悪くなる傾向があります。これは、場合によっては、近視のために前かがみになったり、頭が垂れ下がったりすることが直接の原因かもしれません。逆に、姿勢の悪さが近視の原因の少なくとも一部かもしれません。F・M・アレクサンダーは、近視の子供たちが、胴体との関係において適切に頭と首を動かす方法を教えられた後、正常な視力を取り戻した事例を記録しています。成人の場合、不適切な姿勢の矯正だけでは、正常な視力を回復するには十分ではないようです。有機体全体の使い方の誤った習慣を正すことを学べば、視力の改善は加速されますが、「ものの見方」を同時に学ぶことが不可欠です。

監訳者あとがき

1894年、ハクスリーは、イギリスのサリー州ゴダルミングに生まれました。父レナード・ハクスリーは雑誌の編集長で作家、祖父は生物学者、異母弟のアンドリュー・ハクスリーはノーベル生理学・医学賞を受賞しています。その一族は、著名な学者を多数輩出した名門です。

恵まれた学問環境の中で育ったハクスリーですが、本書まえがきにもあるように、1911年16歳の時に角膜炎を患い、18ヵ月の間ほぼ失明状態となります。そのため自分の家の中を壁伝いに手探りで歩いていました。それを見た人が気味悪がってogre（鬼、気味悪い）、お化けとか言ったと伝えられています。ハクスリーは本当に死にそうな気持ちになっていたのです。

その後メガネで何とか読書ができるようになり、オックスフォード大学に入学、1916年に卒業します。

だいたい面白いものは上流階級から始まります。ハクスリーは上流階級ですから割と早くからアレクサンダーテクニークに接しているわけです。1931年、41歳の時、初めてフレデリック・M・アレクサンダーのレッスンを受けます。ハクスリーがアレクサンダーテクニークを習ったのは、いろいろな動機があるのですが、当時、落ち込みが激しく、食欲もなく、表現ができなくなっていたんです。ハクスリーにとって表現ができないというのは呼吸ができないのと同じくらい苦しかった。ハクスリーはアレクサンダーテクニークで助かったと言われています。アレクサンダーのもとに毎週レッスンを受けに行ったわけです。毎週、曜日と時間を決めて通い、1回1時間半のレッスンを受けていました。1時間半というのは、こういったレッスンではかなり長い時間だと言っても差し支えありません。それがすごく効き目があったのです。

ハクスリーは頭が大き過ぎて後ろ向きに倒れることが多かったと言います。ものすごくアンバランスな人だった。だからアレクサンダーテクニーク向きだったのです。

ハクスリーとベイツメソッドの出会いは、具体的にどのような切っ掛けがあったのかは、分かっていませんが、ベイツメソッドは、メガネを使わないで目を良くする方法だと知って、ビックリして、彼はこれによって生きる希望を与えられたのです。そこでハクスリーはベイツメソッドを指導しているマーガレット・D・コーベットから直接レッスンを受けるため、アメリカに移住する決意をします。1938年、44歳の時、カリフォルニアに移住します。そして11月にロサンゼルスにあったコーベットのスクールでレッスンを開始、翌年1月には視力が回復して読み書きを許されます。そして、5月にはメガネなしで読み書きが出来るようになります。

周りの人が、アレクサンダーテクニークのレッスンはどんなことをするのかと尋ねたところ、椅子から立ったり座ったり、ドアを開けたり閉めたり、と言ったことしか言えなかった。これはハクスリーにとっては言語化できない経験として残ったわけです。

ところがコーベットのレッスンはアレクサンダーテクニークに比べて事細かくああしろこうしろと言います。そこがハクスリーにとって、アレクサンダーテクニークとベイツメソッドの大きな違いなわけです。実に対照的でこの違いが面白い。アレクサンダーはしないことを教えてくれる。コーベットは、これもできるあれもできる、さあやってごらん、という。

アレクサンダーテクニークはさすがのハクスリーも言語化できなかった。しかしコーベットのレッスンは、はっきりと言語化できる。この細かなやり方を全部書いたのが、１９４２年、48歳の時に出版した『ものの見方』（The Art of Seeing）です。

『ものの見方』はハクスリーに生きる元気を与えてくれた視覚再教育体験の結晶と言っても差し支えないと思います。（文責・編集部）

京都・国立宇多野病院に入院中の片桐ユズル氏に編集部が２０２３年３月29日電話インタビュー

【プロフィール】

片桐ユズル

1931年、東京に生まれる。1955年、早稲田大学大学院文学研究科修士課程修了。京都精華大学名誉教授、ATIアレクサンダー・テクニーク・インターナショナル公認教師。

著訳書：『ほんやら洞の詩人たち』（晶文社、1979）、ハクスリー『島』（翻訳、人文書院、1980）フォン・アーバン『愛のヨガ』（翻訳、野草者、1982）、ウェストフェルト『アレクサンダーと私』（共訳、壮神社、1992）、『アレクサンダー・テクニークの学び方—体の地図作り』（共訳、誠信書房、1997）、『ボディ・ラーニング—わかりやすいアレクサンダー・テクニーク入門』（共訳、誠信書房、1999）、サラ・バーカー『アレクサンダー・テクニーク入門—能力を出しきるからだの使い方』（監修訳、ビイング・ネット・プレス、2006）、ハクスリー『多次元に生きる』（翻訳、コスモス・ライブラリー、2010）、『わたしたちが良い時をすごしていると』（コールサック社、2011）、ピーター・グルンワルド『アイボディ—脳と体にはたらく目の使い方』（増補改訂版、翻訳、誠信書房、2020）ほか。

村上敬子

東京生まれ、早稲田大学理工学部卒業。幼児期に眼の手術を受け視力を意識し始めた。コンピュータ仕事による眼精疲労から、眼と脳や体の関連に興味を持ったころ、アレクサンダーテクニークに出会う。現在、楽器演奏や日常生活の動きを探究するレッスンを行っている。ATIアレクサンダー・テクニーク・インターナショナル公認教師、情報処理技術者、キャリアコンサルタント。趣味はヴァイオリン。

https://alexander.yokohama

田中千佐子

福島県生まれ、3.11後から眼の不調に悩み英国でベイツメソッドを学ぶ。アレクサンダーテクニーク、ベイツメソッド、ソマティックエクスピエリエンシング®（トラウマ神経アプローチ）を合わせたレッスンを提供している。ベイツメソッド College of Vision Education Teacher Training Course 卒業（英国）。ATIアレクサンダー・テクニーク・インターナショナル公認教師、SE™インターナショナルオーガナイザー＆セッション・ケースコンサルプロバイダー、薬剤師・臨床検査技師。

https://chisacra.jp/

秋岡孝子

デザイン・イラストの仕事をしながら、アレクサンダーテクニーク教師としても活動中。アレクサンダーテクニークを多くの方にもっとやさしく伝えたい、という思いから「アレクサンダー応援カレンダー（アレクサンダーテクニーク東京スクール）」を毎年制作している。

https://takakoakioka.work/

◉ベイツメソッドの連絡先◉
https://artofseeing.jp/

ものの見方　リラックスからはじめる視力改善

二〇二三年五月二五日　初版第一刷発行

著　者　オルダス・ハクスリー
監訳者　片桐ユズル
訳　者　村上敬子・田中千佐子
イラスト　秋岡孝子
発行者　埋田喜子
発行所　株式会社 ビイング・ネット・プレス
〒二五二-〇三〇三
神奈川県相模原市南区相模大野八-二-十二-二〇二
電話 〇四二（七〇二）九二一三
装　幀　矢野のり子＋島津デザイン事務所
印刷・製本　モリモト印刷

ISBN 978-4-908055-30-0 C0011